AS CINCO LEIS ESPIRITUAIS DA CURA

Marion Kohn

AS CINCO LEIS ESPIRITUAIS DA CURA

Os Novos Rumos da Medicina e as Razões Ocultas das Doenças

Tradução
KARINA JANNINI
ZILDA HUTCHINSON SCHILD

Editora Pensamento
SÃO PAULO

Título original: *Die Fünf Geistigen Gesetze der Heilung*.

Texto de acordo com as novas regras ortográficas da língua portuguesa.

1ª edição 2017.

Nota: Esta é uma obra de consulta e informação. Os métodos e meios aqui descritos têm o objetivo de complementar — e não substituir — o tratamento ou os cuidados médicos. As informações aqui contidas não devem ser usadas para tratar qualquer tipo de doença sem prévia consulta a um profissional de saúde qualificado.

Editor: Adilson Silva Ramachandra
Editora de texto: Denise de Carvalho Rocha
Gerente editorial: Roseli de S. Ferraz
Produção editorial: Indiara Faria Kayo
Editoração eletrônica: Fama Editora
Revisão: Bárbara C. Parente e Vivian Miwa Matsushita

Dados Internacionais de Catalogação na Publicação (CIP)
(Câmara Brasileira do Livro, SP, Brasil)

Kohn, Marion
As cinco leis espirituais da cura : os novos rumos da medicina e as razões ocultas das doenças / Marion Kohn ; tradução Karina Jannini , Zilda Hutchinson Schild. — São Paulo : Editora Pensamento, 2017.

Título original: Die fünf Geistigen Gesetze der Heilung
Inclui bibliografia
ISBN: 978-85-315-1965-9
1. Cura espiritual 2. Espiritualismo 3. Medicina alternativa 4. Mente e corpo — Terapias 5. Naturopatia I. Título.

17-01183 CDD-615.8

Índices para catálogo sistemático:
1. Autocura : Terapia alternativa 615.8

Direitos de tradução para o Brasil adquiridos com exclusividade pela
EDITORA PENSAMENTO-CULTRIX LTDA., que se reserva a
propriedade literária desta tradução.
Rua Dr. Mário Vicente, 368 — 04270-000 — São Paulo, SP
Fone: (11) 2066-9000 — Fax: (11) 2066-9008
http://www.editorapensamento.com.br
E-mail: atendimento@editorapensamento.com.br
Foi feito o depósito legal.

Sumário

Abreviaturas

CL	Conflitólise (solução do conflito)
DHS	Síndrome de Dirk Hamer
EK	Crise epileptoide
GNM	Nova Medicina Alemã
HH	Foco de Hamer
LIB	Acompanhamento do Impulso de vida
LW	Mudança de situação
NM	Nova medicina
NMP	Ponto Nelson Mandela
PVS	Síndrome do Príncipe
RW	Mudança de direção
SBS	Programa Especial com Significado Biológico
SGS	Programa Especial com Significado Espiritual
TE	Acontecimento traumático
TE	Vivência traumática
VZR	Ritual do perdão

Prefácio do editor: Um livro necessário

Talvez em nenhuma época a medicina, que integra em ritmo acelerado progressos técnicos em seus métodos de cura, tenha sido tão duramente criticada como hoje, porque muitas pessoas envolvidas entenderam que uma doença não atinge apenas o corpo, mas é essencialmente mais sutil e, portanto, também de difícil compreensão.

A engenheira e naturopata Marion Kohn apresenta aqui um livro que achamos muito importante e necessário, no qual esclarece os aspectos ocultos de diferentes patologias.

A autora parte das "cinco leis biológicas da natureza", descobertas na prática pelo doutor Hamer e mais tarde integradas na chamada "Nova Medicina". Esse ponto de partida e os acontecimentos que envolveram o doutor Hamer motivaram a autora a ver a medicina sob uma nova perspectiva e a implementar sua "cura através do perdão".

Nesse meio-tempo, o doutor Hamer chamou sua descoberta de "Nova Medicina Alemã" (NMG). Isso levou a discussões e debates acalorados, que não trataremos neste livro, pois a autora deseja somente fazer um relatório extremamente objetivo dos fatos. No entanto, a bem da honestidade, esse nome precisa ser mencionado.

Como representantes da editora Silberschnur, gostaríamos de despertar no leitor os pensamentos necessários para que ele possa enxergar a medicina e a cura a ela relacionada sob outro ângulo. Não consideramos esta publicação uma propaganda dos pontos de vista e das posições políticas do doutor Hamer.

Com as "leis espirituais" publicadas neste livro, a autora Marion Kohn nos ensina a progredir com bons exemplos. Trata-se de entender o contexto de cada página, aplicando as leis espirituais e aprendendo com elas. Independentemente do seu ponto de vista, esperamos que você, leitor, também cumpra essa tarefa e, assim, contribua para a cura da saúde pública.

Com muitos exemplos provenientes de seu consultório, a autora mostra que as leis espirituais também podem representar um importante papel na cura; desse modo, cada leitor poderá reconhecer que a cura também é sempre um processo interno.

Eis por que este é um livro necessário.

O editor

Prefácio do prof. dr. Hans-Ulrich Niemitz

Com este livro você poderá aprender que toda doença, além de um sentido biológico, tem um sentido espiritual. Isto é, você conseguirá entender o que acontece e, com essa compreensão, tomar as decisões terapêuticas mais adequadas. Além disso, você poderá tomar decisões que modificarão a sua própria vida e a das pessoas ao seu redor, visto que se trata de decisões "espirituais".

Por um lado, é importante que você tome conhecimento da sabedoria do doutor Hamer e entenda o fundamento biológico, brevemente apresentado neste livro. Por outro, é importante que aprenda a entender as leis espirituais. Aqui você encontrará uma explicação detalhada com muitos exemplos. Ambas as "medicinas" são compreensíveis, cada uma a seu modo. Juntas, elas nos abrem uma porta para a compreensão profunda do que até então chamávamos de doença. Trata-se de um entendimento que vai além da biologia.

Do que se trata? Nós, seres humanos, não somos entidades meramente biológicas. Nossas ações são, necessariamente, marcadas por nossos traços culturais e espirituais, e é assim que experimentamos o espiritual. Mas o que é esse espiritual? E o que é espiritual de maneira geral?

Tudo que acontece *biologicamente* é importante. Uma criatura sempre sabe biologicamente o que faz. Este é o princípio da vida. Assim a vida e os seres humanos foram criados.

Ter reconhecido, falado sobre esse assunto com toda a clareza e tê-lo comprovado cientificamente é mérito do doutor Hamer. A partir desses conhecimentos, ele conseguiu deduzir uma sistemática para quase todos os acontecimentos que até agora chamávamos de doença. A doença no sentido antigo, considerada algo ruim a ser combatido, já não existe. Em vez dela só há *Programas Especiais com Significado Biológico* (*Sinvolles Biologisches Sonderprogramm* — SBS), e podemos tranquilamente riscar a palavra "especiais", pois programas biológicos são sempre especiais!

Quando, por exemplo, uma fera abate um animal em fuga, biologicamente isso é especial, mesmo que a "vítima" possa não estar de acordo. O animal abatido está fora deste mundo e já não voltará. Quando a fêmea perde a sua cria para um predador, ela precisa ter outra para resolver seu conflito biológico. A fêmea pode chorar a morte do filhote, mas logo a nova cria exigirá toda a sua atenção. Biologicamente, o mundo está em ordem outra vez.

Tudo que acontece *culturalmente* é um fato humano, desejado e provocado pelos homens. Poderia ou não ter acontecido de maneira bem diferente. Do ponto de vista cultural, nem sempre o homem sabe o que faz. Infelizmente isso acontece com e na cultura. Por exemplo, o dinheiro é uma das mais importantes descobertas culturais humanas e, ao mesmo tempo, com frequência uma das mais incompreendidas. O homem pode interpretar algo cultural, por exemplo o dinheiro, como algo biológico. Uma pessoa pode interpretar erroneamente o dinheiro como alimento. E quando perde o seu dinheiro pode sentir um choque de conflito biológico, o chamado "conflito de inanição". Nesse caso, o fígado reagiria com um crescimento de células. Se a fase de conflito do Programa Especial Biológico durasse, por exemplo, um ano na natureza essa pessoa morreria de fome muito antes desse período. Na nossa cultura, graças ao apoio social que recebemos, ainda estaríamos vivos, pois há comida suficiente.

Como pessoa afetada, não aceito o destino. Sinto-me vítima. O criminoso me fez perder dinheiro, portanto, meu alimento. Assim, a solução cultural é voltar a ganhar dinheiro pelo trabalho ou por indenização, após um processo judicial, o que não deixa de ser uma solução biológica. Essa solução não acontece na natureza, por mais que o tempo passe. Por isso, a reparação e a normalização do fígado se dão de maneira dramática e demorada. Na verdade, não ocorrem naturalmente, e sim de modo biologicamente real e, por isso, arriscado.

A cultura, ou melhor, a possibilidade de as pessoas agirem de forma não biológica, contém algo assustador: a possibilidade de uma pessoa ter a intenção de ferir outra — sobretudo fisicamente! — ou de matá-la. É o que acontece nas guerras, de modo culturalmente desejado, em tempos de paz, quando a morte provocada é considerada homicídio culposo ou doloso. Nesse caso, não é considerada culturalmente desejada e, em geral, acarreta punições. Mesmo que o autor do crime seja punido, o morto não pode voltar à vida. Como vítimas feridas ou sobreviventes, a cultura nos coloca numa situação em que, se desejamos a cura, só podemos obtê-la espiritualmente. Esse é o mais terrível e maior desafio ao qual um ser humano pode ser submetido.

Mas também, no que parece mais trivial, por exemplo nos relacionamentos familiares ou inter-humanos, que geralmente se concluem sem processos jurídicos, acontecem traumas psíquicos aos quais reagimos com a "doença", quando não conseguimos perdoar a tempo.

Como seres humanos, queremos entender o que fazemos para agir corretamente no sentido espiritual. Nisso o ser humano se realiza como tal. Nem sempre a pessoa sabe o que faz espiritualmente. Mas o universo sempre sabe! E não se esquece de nada.

Tudo que acontece *espiritualmente* tem um significado. Tudo se relaciona com tudo. Não é lugar-comum dizer que tudo que eu fizer terá efeito sobre tudo e, portanto, também sobre o que é importante para mim, e de modo previsível. Ter entendido e aplicado isso com sucesso através da terapia é mérito de Marion Kohn, autora deste livro. Quando conhecemos as leis espirituais por ela desenvolvidas, leis essas que nos permitem reconhecer o que significa o termo "espiritual", tornamo-nos capazes de viver o amor incondicional de perdoar nosso suposto pior inimigo, para nos restabelecermos e nos curarmos.

Marion Kohn consegue explicar por que experimentamos *espiritualmente* um choque de conflito inesperado e isolador, através do qual se inicia o Programa Especial com Significado Biológico, cujas diferentes fases até agora chamamos de doença. Como agente, meu "inimigo" tem uma tarefa que inconscientemente executa com amor incondicional. Ao entender isso, tenho de certa maneira a missão de ser solidário e de passar ao amor incondicional.

Aceito com amor tudo que é horrível. Reconheço que o autor não podia agir de outra maneira. Consigo perdoá-lo. E meu perdão — algo puramente espiritual — de fato muda o mundo ao meu redor. Depois do perdão, reencontro-me, reencontro o amor por mim e o amor pelos outros. Em primeiro lugar, espiritualmente. A "biologia" vem em seguida. Pois o passo para a salvação só existe através da primazia do espiritual.

Assim, as leis espirituais nos mostram como podemos agir para ficar saudáveis. Posso fazer o que é correto para os outros e para mim, pois sem a minha participação isso não é possível.

O que aprendi com as leis espirituais e como isso me modificou intensamente é explicitado no capítulo "Exemplo do prof. dr. Hans-Ulrich Niemitz".

Introdução

Uma primeira pergunta e uma primeira resposta: qual o caminho da cura? Posso lhe mostrar um caminho.

Você já parou para pensar por que escolheu justamente este livro? Apenas para se informar? Ou não sabe como continuar sua vida? Está magoado ou gravemente doente? Qual é a dor que o leva a buscar novos caminhos médicos para a cura?

O que posso fazer por você, mesmo sem estar pessoalmente na sua presença? Seria bom reencontrar a paz?

Quero e vou lhe mostrar *um* caminho para você voltar a ficar saudável tanto na alma quanto no corpo. Você mesmo vai escolher o seu caminho de cura.

Meu caminho para o conhecimento também é sua oportunidade.

Meu caminho para aquilo que vou narrar neste livro foi acidentado, doloroso, mas também alegre. Muitos dos meus conhecimentos vieram da leitura, alguns precisei aprender ou desenvolver com dificuldade, e tive de juntar e testar todos para ver se combinavam.

Desejo sinceramente que o seu caminho para a cura seja mais fácil do que o meu. Este livro lhe dará a possibilidade para isso. Se você abrir seu coração e aceitar o *amor incondicio-*

nal como *remédio*, já terá dado o grande passo para a cura da sua alma e do seu corpo — mas também para a cura de muitas outras pessoas.

O exemplo a seguir mostra que se trata de leis espirituais, isto é, de regularidades que atuam no universo.

Há anos Johanna participou de um dos meus seminários sobre o perdão. Nessa ocasião aconteceu algo decisivo para mim. Ficou claro que essas leis espirituais merecem atenção. Muita atenção!

Como entender isso?

Johanna queria poder reconhecer mais o próprio valor. Antes de qualquer coisa, queria entender por que sempre tinha a sensação de que as outras pessoas a desprezavam. Durante diferentes exercícios nos deparamos com um fato acontecido na época escolar de Johanna. Entre o sexto e o oitavo ano escolar, sua professora de matemática a chamava constantemente de "boneca de estande de tiro ao alvo". Johanna ficava muito magoada. Ainda sentia essa mágoa quando participou do seminário no qual se inscreveu — e está com quase 80 anos. Achava-se uma garota bastante normal na época e não entendia por que era chamada de "boneca de tiro ao alvo". Por que algo assim acontece?

Fiz-lhe a pergunta que tinha de ser feita. Foi apenas UMA pergunta, mas a correta. Não fui a única a quase cair da cadeira, mas também os outros participantes do seminário e, naturalmente, também Johanna ao contar a sua história. A resposta à minha pergunta enviou Johanna para o caminho da cura. Mas desse caso falarei depois, com mais detalhes (se quiserem, os curiosos podem consultar o exemplo "boneca de tiro ao alvo").

O que este livro pode fazer por você?

Neste livro vou guiá-lo passo a passo para que você reconheça o que pode fazê-lo "adoecer" e torná-lo "saudável" outra vez. Você vai saber qual é a sua pergunta "exclusiva". Mas para eu lhe explicar as leis espirituais você precisará do fundamento biológico. Isto é, terá de saber de que forma funcionamos como seres biológicos. A divulgação desse fundamento é mérito do doutor Hamer, que descobriu as cinco leis biológicas da natureza, entre outras coisas. Esse é o aspecto biológico que devemos conhecer. Falta o espiritual. E esse trabalho cabe a mim.

Você já deve ter visto que muitos outros autores escrevem sobre leis espirituais. No entanto, a maioria deles não sabe ou não quer saber que também existem leis biológicas naturais. E isso é fatal para a ação terapêutica. Pois a terapia pode desencadear um efeito que, por desconhecimento das leis biológicas naturais, pode ser interpretado como "doença" e muitas vezes até como câncer. E pode ser que essa "doença" não seja associada à terapia. Com frequência, o sintoma só fica claro dias ou semanas depois do procedimento terapêutico.

Por isso, apresentaremos resumidamente neste livro as cinco leis biológicas da natureza. É fundamental reconhecer que a doença deve ser entendida de modo totalmente diferente do que foi entendida até então. Toda doença faz parte de um Programa Especial com Significado Biológico (SBS),* que tem duas fases: a do conflito ativo (doença fria) e de resolução do conflito (doença quente). O SBS começa quando o ser se vê surpreendentemente numa situação existencial de conflito, em que ele é o único afetado. Esse momento se chama "Síndrome de Dirk Hamer" (Dirk-Hamer-Syndrom — DHS). Trata-se do ponto central tanto do fato biológico (aqui se inicia o aspecto biológico) quanto do espiritual (pois aqui acontece um salto qualitativo do ponto de vista espiritual). É no fato espiritual que está o ponto de partida do meu trabalho. Falarei mais sobre isso no trecho a seguir.

Segundo a DHS, dependendo do conteúdo do conflito, ocorre uma alteração em determinado órgão do corpo. Por exemplo, o conflito de preocupação com um filho causa uma alteração no seio; o sentido biológico aqui é produzir mais leite para o bebê. Nesse contexto, o doutor Hamer estabeleceu uma tabela que define os possíveis conteúdos de conflito para cada órgão, descreve a evolução do SBS e nomeia seu sentido biológico. Para que a terapia tenha efeito, é necessário entendermos a "biologia" das pessoas. Até agora, isso só foi possível por meio das cinco leis biológicas da natureza. Uma solução biológica para o conflito quase sempre é possível.

Mas voltemos à DHS como ponto central do acontecimento espiritual e do "Programa Especial Espiritual". Com as leis espirituais e um ritual do perdão, entrego-lhe um instrumento para sua cura espiritual e, principalmente, biológica. Mesmo

* Consulte no início do livro a lista de abreviaturas das expressões técnicas usadas.

na falta de uma solução biológica para o conflito, com as leis espirituais e o ritual do perdão você tem a possibilidade de resolvê-lo. Com a ajuda das leis espirituais, você verá que é preciso usar mais do que "somente a biologia" para alcançar a cura espiritual, que implica a não reincidência de conflitos. É importante que você reconheça como criou a doença, ou seja, a síndrome de Dirk Hamer e sua situação de vida, e como pode evitar recriar situações semelhantes. Assim, terá a possibilidade de fazer alguma coisa, isto é, algo espiritual que volte a curá-lo.

O cerne do meu livro são os exemplos de casos, com os quais você poderá entender as leis espirituais. Quando conseguir lidar bem com elas, entenderá as reflexões gerais que acompanham os exemplos. Na maioria das vezes, os nomes mencionados foram modificados.

Vale lembrar que minhas explicações e meus exercícios destinam-se apenas a mostrar contextos, reunir experiências e promover o relaxamento. Não têm o mesmo valor de conselhos médicos nem substituem a consulta a um médico qualificado.

Capítulo 1

PERDÃO E AMOR INCONDICIONAL

O perdão

O que é perdão?

Perdão é o renascimento da ternura, do amor, da simpatia, da paz de espírito. É a volta ao Criador.

Perdoar não significa tolerar. Não significa desejar algo ruim à pessoa que o ofendeu. Perdoar é, antes, um reconhecimento. Perdoar sem reconhecer não é perdão verdadeiro. Perdoar também é dizer adeus a uma existência de vítima. É ter poder sobre a própria alma, o próprio corpo, os próprios pensamentos e sentimentos. Perdão é cura.

Você quer o perdão?

Talvez você se pergunte: o que o perdão me trará? O que modificará? Eu também sempre me fazia essas perguntas antes de aprender, praticar e ensinar o perdão. Não achava que ele poderia mudar alguma coisa, mas esperava que sim. Seria possível recuperar-se e curar-se através do perdão?

Como cheguei ao perdão

Depois que minha querida mãe faleceu de câncer, eu quis saber por que as pessoas contraem essa doença. Empreendi essa busca também para preencher o vazio em meu coração. Desisti da minha profissão de engenheira da computação, estudei naturopatia e fiz vários outros cursos complementares de medicina natural. Conheci Gabriele e Wolfgang Weck, que me mostraram o caminho do perdão. Com eles, descobri que o amor está em todo lugar. Com Gabriele fiz o curso de Acompanhamento do Impulso de Vida (Lebens-Impuls-Begleitung — LIB).

O que é o Acompanhamento do Impulso de Vida?

É um tipo de terapia rápida através de um diálogo em sete passos. Com a ajuda da Técnica do Espelho, isto é, do mundo exterior me refletindo, essa terapia leva à ferida interior que provoca o "adoecimento". Com isso, são revelados os relacionamentos inter-humanos não esclarecidos. O LIB aposta no âmbito do sentimento, questiona por que adoecemos e quais impulsos que não vivemos ficaram estagnados. Na sessão terapêutica, eles são vividos até o fim, representando a vida cotidiana. Não somente para essa sessão, mas para a vida inteira, aprendemos como é possível um caminho para recuperar a saúde, a força e a alegria. O LIB mostra como perceber o que faz bem aqui e agora, a partir do próprio sentimento. São dados impulsos para se voltar à própria naturalidade. A filosofia do LIB parte do pressuposto de que tudo o que acontece tem sentido. Com seu comportamento perturbador, meu interlocutor mostra a minha ferida oculta. Por meio do espelhamento e do perdão, é possível um caminho para a cura.

Participei de outros seminários sobre o perdão com outros terapeutas e li muitos livros sobre perdão, espelhamento, causa e efeito.

O Novo Testamento

Por intermédio da minha amiga, a pastora Katrin, que me deu um "Novo Testamento" de presente de aniversário, também me ocupei da história de Jesus Cristo, que citarei ocasionalmente.

Tenho de admitir que, quando criança, nunca fui à igreja. No entanto, aos 8 anos de idade fui a uma aula de catecismo. Como quase todos os meus colegas a frequentavam, quis saber o que faziam ali. Então, fui às escondidas. Recebi um santinho de Jesus que me cativou e guardei no meu coração. Levei uma bronca do meu pai na ocasião, e tive de devolvê-lo. Acabei associando essa imagem a algo ruim. Então, quase trinta anos depois, fiquei encantada com o "Novo Testamento", com os ensinamentos de Jesus Cristo. Gostaria de salientar que não pertenço a nenhuma igreja ou seita, mas realmente li o Novo Testamento com o coração.

Quanto mais eu contemplava os outros fiéis, mais me perguntava o que eles haviam aprendido durante todos esses anos. Onde está o amor, onde está o perdão? Ainda arremessamos pedras na adúltera, como na parábola da Bíblia. Jesus disse às pessoas: "Aquele que dentre vós estiver sem pecado, que atire a primeira pedra".

Independentemente de essa história ter de fato acontecido ou ser uma parábola, alguém deve ter escrito as sabedorias da Bíblia, ou seja, o Novo Testamento. Jesus Cristo é o símbolo do amor — do amor incondicional. Mas o que é amor incondicional?

★★★★★

O amor — o amor incondicional

Será que as pessoas entendem o que realmente é amor?

Se consultarmos a definição do amor na Wikipédia, obteremos a seguinte resposta:

> "O amor (algo bom, agradável, valioso), no sentido mais estrito, é a designação da mais forte atração que uma pessoa é capaz de sentir por outra. Analogamente, esse conceito também vale para a relação com animais ou coisas. Em sentido mais amplo, o amor designa uma atitude ética ('amor ao próximo') ou o amor por si mesmo ('amor-próprio')."

Num primeiro entendimento, o amor é um sentimento poderoso e, mais ainda, uma atitude interna de ligação positiva, íntima e profunda com uma pessoa, que supera a mera finalidade ou utilidade de um relacionamento humano e, em geral, se expressa por uma ativa dedicação ao outro. Nesse caso, não faz diferença se é uma dedicação profunda dentro de uma associação familiar ("amor paterno"), de um parentesco de almas ("amor aos amigos") ou de um desejo físico ("amor sexual"). Mesmo que este último amor esteja estreitamente ligado à sexualidade, ela não é obrigatória (por exemplo, no chamado "amor platônico").

Isso é amor mesmo? Ou é, antes, uma combinação de "amor" com medo, dependência, controle, ligação e coisas semelhantes? Será que se trata de um negócio? Se você for bonzinho comigo, fizer isto ou aquilo para mim, então eu o amo. E se o amo, você tem de ser fiel, demonstrar dedicação, cuidar de mim, me oferecer alguma coisa...

O verdadeiro amor é incondicional

O amor que mais se aproxima do amor incondicional, com raras exceções, é o amor materno. Uma mãe ama seu filho, não importa como ele seja ou o que faça. Mas, no geral, as pessoas esqueceram o amor incondicional. Isso é ruim, pois envolve medo, doença, sofrimento, dor e infelicidade.

O amor incondicional é a força vibratória mais elevada e o poder mais positivo de todo o universo. É uma força e um poder dos quais nunca se pode fazer mau uso. O amor simplesmente existe, encontra-se por toda parte e é incondicional. Existe não apenas para determinadas pessoas, mas é, antes, um estado. No entanto, não é impessoal, mas transpessoal. Ou amamos incondicionalmente, ou não amamos. O amor incondicional não faz distinção entre as pessoas. Tampouco pode sofrer desilusão porque não tem expectativas. Com ele não se faz nenhuma diferença. Com ele amamos também os "inimigos", os "criminosos", "os que aparentemente têm menos valor", os que são diferentes. Com o amor incondicional já não existem os "que são diferentes". Ele é puro, e não polar; não julga nem avalia, não espera nem exige nada. Simplesmente existe e não pode ser compreendido com a razão.

O amor incondicional cura e purifica. Quase toda mãe experimenta esse fenômeno ao menos uma vez quando, repleta de amor, segura o filho doente nos braços e reza para ele recuperar a saúde. Todo ser humano pode usar esse amor incondicional para si mesmo. Com ele podemos solucionar os males, as dores, a doença e os problemas. Com o amor incondicional você pode mudar a si mesmo, sua vivência, o ambiente e o mundo.

O amor incondicional é o Céu na Terra. É o estado que Jesus Cristo chama de "reino do céu" ou "reino de Deus" no Novo Testamento e atua sempre e em toda parte.

E o que mais?

Então conheci o perdão, o espelhamento e outras sabedorias espirituais, mas não entendi por que as pessoas contraem câncer e morrem da doença nem como é possível obter a cura.

★★★★★

Você quer saber o que pode curá-lo?

Durante a minha formação, pude aprender e fazer experiências. Como terapeuta, se eu me colocar num pedestal, nunca alcançarei a alma do meu paciente, o que na minha opinião é necessário para que a cura ocorra. Como paciente, questiono como posso me curar se colocar o médico, o naturopata ou o terapeuta num pedestal. Seria possível ele não conseguir tocar minha alma para que eu realmente fique saudável e curada?

Se você tiver determinados sintomas, convém pedir imediatamente para o terapeuta prescrever um medicamento? Você também deixaria o mecânico da oficina de automóveis grudar um adesivo no marcador de combustível do seu carro porque a luz está piscando? Isso faria sentido? Ou é mais sensato buscar a causa e eliminá-la, abastecer e continuar rodando? Para isso, em primeiro lugar você tem de saber que, quando a luz pisca, é preciso abastecer. Não seria igualmente lógico ficar saudável outra vez?

Você ainda sente necessidade de medicamentos ou de um remédio para usar como se fossem "um adesivo no marcador de combustível"? Por certo, em situações de emergência, isso é importante e necessário. Mas seria esta realmente uma solução duradoura?

Você é um paciente que realmente quer saber *por que* ficou "doente" e que de fato quer mudar essa situação?

Certamente não sou a primeira a escrever sobre a relação entre corpo, mente e alma, pois existem milhares de livros sobre o assunto. Muitas pessoas desenvolveram diagnósticos e métodos terapêuticos maravilhosos. A medicina alternativa tem muito a oferecer. O nutricionismo e o estudo das substâncias vitais têm seu lugar. A medicina tradicional tem êxitos espantosos, principalmente em cirurgia e medicina de urgência, e descobriu diagnósticos e tratamentos incríveis. A indústria farmacêutica desenvolveu medicamentos importantes, e até agora a psicologia ajudou muita gente. A medicina energética progride. Praticam-se meditação, pensamento positivo e novas técnicas de relaxamento. Prestamos atenção à alimentação e à qualidade da água. Além disso, foram escritos muitos livros sobre a causa primordial das doenças. Tudo isso tem sua legitimidade. Todas essas pessoas merecem nosso reconhecimento.

No entanto, somente com os livros sobre as cinco leis biológicas da natureza é que consegui obter uma resposta à minha pergunta interior sobre por que contraímos câncer e como podemos nos curar.

★★★★★

Capítulo 2

O FUNDAMENTO BIOLÓGICO

As cinco leis biológicas da natureza e muitos outros conhecimentos médicos correlatos, descobertos pelo doutor Hamer, explicam o surgimento do câncer e de muitas outras doenças. Sem esse conhecimento, a doença e o câncer não podem ser entendidos, motivo pelo qual o doutor Hamer criou uma tabela — a "tabela científica" — em que quase toda doença está descrita. Se você quiser saber mais sobre o assunto, recomendo-lhe estudar a bibliografia original.

Somente depois que conheci as cinco leis biológicas da natureza é que entendi por que minha mãe adoeceu e morreu de câncer. Também entendi o fato biológico por trás da doença dos meus pacientes *e* pude ajudá-los do ponto de vista espiritual e biológico. Isso é algo totalmente novo.

Para que você entenda melhor as leis espirituais, segue primeiro uma breve introdução sobre as cinco leis biológicas da natureza.

Se até agora acreditamos que a doença era algo anormal e ruim, algo a ser combatido e vencido, hoje sabemos: toda "doença" é parte de um acontecimento, que o doutor Hamer chamou de *Programa Especial com Significado Biológico* (SBS). "Especial" porque esse acontecimento aumenta a chance de a pessoa sobreviver a uma situação anormal e perigosa, a uma pane, por assim dizer.

O Programa Especial com Significado Biológico é composto de duas partes. A primeira se inicia depois do *choque biológico de conflito* (também chamado de *DHS*, que logo explicaremos o que significa); é a *fase de conflito ativo* (ou *fase ca*). Nela a pessoa se recupera por meio de medidas anormais, ou seja, especiais para suportar o conflito. Por exemplo, a mulher que sofre um "conflito ativo" por causa do filho: suas glândulas mamárias aumentam, pois isso significa mais leite para o bebê e uma chance maior de sobrevivência para a criança. A medicina tradicional diagnostica nesse caso o câncer de mama.

A segunda parte do Programa Especial é a *fase de cura* (*fase pcl*), que começa depois da resolução do conflito. É o momento em que a pessoa tem de voltar à normalidade. Essa fase demora quase tanto quanto a do conflito ativo. Nela é anulado o que antes estava anormal no corpo, o que havia sido acrescentado, tirado ou modificado. No exemplo citado, a medicina diagnosticaria (ou deveria diagnosticar) um tumor nas glândulas mamárias. Como microcirurgiões, os micro-organismos destroem o tecido excedente, ou seja, o "tumor", o que demora algum tempo. No nosso exemplo, ao final do Programa Especial (se houver micróbios), a mulher estará "completamente" curada. Isso significa que, do ponto de vista biológico, estará como antes ou até mesmo melhor.

Foi difícil descobrir o que era importante nesse acontecimento porque somos seres especiais, ou seja, culturais, e não somente naturais como todos os outros. Nós, seres humanos, traduzimos muitos dos nossos choques de conflito cultural em choques de conflito biológico. Por exemplo, uma mãe preocupada com sua filha adulta (!) pode ter câncer de mama... ALTO LÁ! Para compreender a questão corretamente do ponto de vista biológico, não devemos pensar nem falar mais assim, mas dizer: depois do choque de conflito biológico ("Minha filha não termina a faculdade, sai de casa e vai estudar uma profissão duvidosa"), a mãe preocupada com sua filha adulta (!) pode iniciar, por exemplo, um Programa Especial com Significado Biológico, associado ao conteúdo de conflito "preocupação com minha filha". Saber disso nos permite enxergar muitas doenças aparentemente cancerosas, em outras palavras: acontecimentos dos Programas Especiais com Significado Biológico que, para nós, parecem sem sentido. Muita coisa só pode ser entendida quando interpretamos o acontecimento conforme sua evolução. Como legado dos nossos ancestrais, trazemos em nós determinado comportamento e, desse modo, também determinados Programas Especiais desde os primórdios dos tempos, quando éramos animais primitivos ou aquáticos. Aqui se revela o sentido original de determinados Programas Especiais.

Existem cinco leis biológicas naturais que, em princípio, descrevem o acontecimento por completo, como cabe às leis da natureza, e o tornam previsível.

A quinta lei biológica da natureza

Também podemos chamar a quinta lei de fundamental, porque pode ser vista como a quintessência.

Essa lei se refere à compreensão de cada doença como parte de um Programa Especial da Natureza com Significado Biológico (a ser entendido em sua evolução).

Sobre a primeira lei biológica da natureza

Preâmbulo: a primeira lei biológica da natureza foi descoberta pelo doutor Hamer, quando ele ainda não tinha formulado as duas fases do acontecimento (segunda lei biológica da natureza) e ainda não sabia que, na verdade, havia encontrado a explicação para todas as doenças e não apenas para o câncer. A regularidade do acontecimento o impressionou tanto que ele denominou a primeira lei biológica natural de A REGRA FÉRREA DO CÂNCER (na verdade, foi infeliz na definição, pois se trata de algo biológico).

Como dissemos, um SBS sempre começa com um choque causado por um conflito biológico, que o doutor Hamer chamou de *Síndrome de Dirk Hamer* (DHS) em homenagem ao filho assassinado. A morte do filho foi o primeiro choque de conflito biológico conhecido e atingiu o pai, o doutor Hamer. A DHS é o ponto central de todo Programa Especial. *Nem todo conflito dá início a um SBS, apenas a DHS!*

A DHS e os três níveis (primeiro critério)

A DHS é a vivência de choque mais difícil, dramática e isoladora que pode atingir o indivíduo despreparado. Isto é, depois desse choque, o mundo desse indivíduo muda. Nada continua como era. Muitas vezes o indivíduo pensa, e quase sempre com razão, que corre risco de morte. A vivência do choque ocorre em uma fração de segundo, e o indivíduo não tem tempo de se preparar. O conflito o atinge de modo surpreendente, e ele se sente totalmente só. Ninguém pode ajudá-lo; ele tem de resolvê-lo sozinho. Na maioria das vezes sente-se tão envergonhado que chega a ocultar o conflito de si mesmo (é isso que costuma acontecer nos chamados conflitos de autodepreciação).

As mudanças "anormais" no decurso do SBS — a começar pela DHS — podem ser reconhecidas em três níveis, nos quais acontecem simultaneamente. São eles:

Psique: comportamentos, ações, sensação de estresse crônico (*simpaticotonia* na fase ca dos pensamentos compulsivos, mãos e pés frios, falta de apetite, perda de peso) e relaxamento (*vagotonia* em fase pcl, fim do pensamento compulsivo, mãos e pés quentes, às vezes febre, apetite e aumento de peso).

Cérebro: mudanças no chamado "relais cerebral", que são os locais do cérebro que atuam sobre determinados órgãos. Na tomografia computadorizada, esses relais mostram alterações reconhecíveis que, por sua vez, permitem reconhecer o conteúdo do conflito e se ele já foi resolvido. Na fase ca veem-se "anéis concêntricos em forma de alvo", e na fase pcl, inchaços, isto é, edemas (chamados na medicina tradicional de tumores cerebrais). Quando afetados pelo SBS, esses relais são chamados de Foco de Hamer (*Hamersche Herde* — HH).

Órgão: modifica-se de modo significativo, como já mencionamos. A partir do órgão podemos reconhecer qual é o conteúdo do conflito e se ele já foi resolvido.

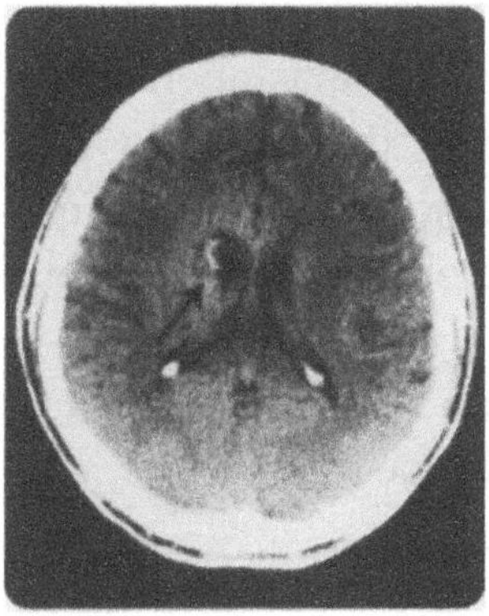

Reprodução de uma tomografia computadorizada do cérebro com o anel concêntrico em forma de alvo

O conteúdo do conflito determina a localização dos anéis concêntricos (HH) no cérebro e no órgão (o segundo critério).

No momento da DHS, o conflito biológico determina, conforme seu conteúdo, onde algo se modificará no cérebro (anel concêntrico) e qual órgão será afetado. Um exemplo desse anel concêntrico pode ser visto ao lado, na tomografia computadorizada do cérebro.

Isso significa que a cada conteúdo de conflito corresponde um SBS e um local bem determinado do cérebro. Na tomografia computadorizada do cérebro, é possível reconhecer não apenas o tipo de conflito biológico e seu conteúdo, mas também descobrir que órgão é afetado, se o SBS (muitas vezes são muitos!) está na fase de conflito ativo (fase ca com anel concêntrico) ou já na fase de cura (fase pcl com edema).

Nos três níveis, tudo acontece em sincronia (terceiro critério)

A evolução do SBS é SINCRÔNICA nos três níveis (psique, cérebro e órgão), desde a DHS até a solução do conflito (conflitólise = CL) e a crise epiléptica/epileptoide* no ápice da fase (de cura) pcl e no retorno à normalização (normotonia)!

O que é "SINCRÔNICO"? As modificações que podemos observar na psique, no cérebro e no órgão acontecem ao mesmo tempo, como se fossem regidos por uma batuta! Não há interação entre psique, cérebro e órgão, tal como se supõe na psicossomática da medicina tradicional, mas apenas UM ACONTECIMENTO, em última análise determinado pela psique. Pois é ela que nos distingue como seres vivos. O que acontece de diferente na psique, no cérebro e no órgão é expressão de UM acontecimento.

Essa sincronicidade e seu significado ficam claros na descrição da segunda lei biológica da natureza.

Segunda lei biológica da natureza

É a lei bifásica de todo Programa Especial com Significado Biológico (SBS), desde que leve à solução do conflito (CL).

Antigamente descrevíamos algumas centenas de doenças como "frias" e "quentes". No caso das doenças frias, os pacientes tinham a pele fria, as extremidades frias, viviam estressados, perdiam peso e sofriam distúrbios do sono. Nas quentes, os pacientes tinham extremidades mornas ou quentes, na maioria das vezes, febre e apetite, mas desmaiavam e se sentiam cansados.

---

* Esclarecemos na segunda lei o significado de crise epileptoide. Por enquanto, vale dizer que é uma crise que ocorre aproximadamente na metade da fase de cura.

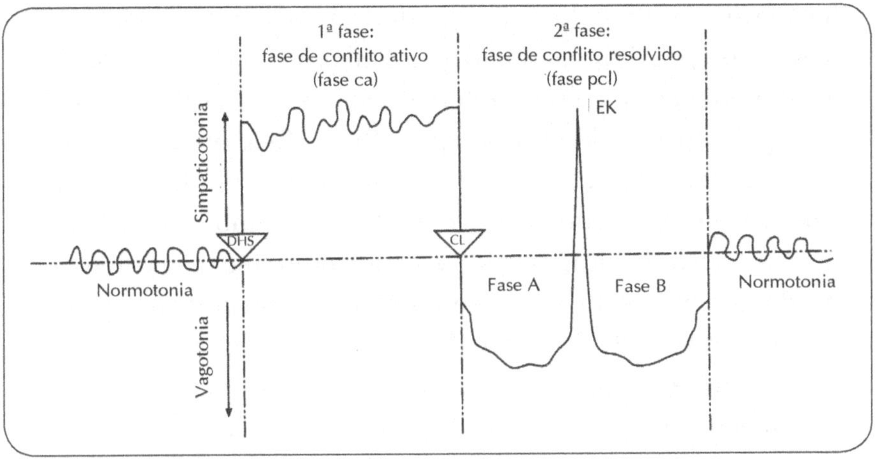

Esquema bifásico do Programa Especial com Significado Biológico, com a fase de atividade de conflito (fase ca) e a fase de cura (fase pcl), de acordo com a GNM.

Obviamente antes não se reconhecia que as "doenças" são apenas fases de um SBS. Se tivéssemos observado melhor, poderíamos ter reconhecido que, antes de toda doença quente, sempre acontecia determinada doença fria, e vice-versa: quando o paciente resolvia seu conflito, uma doença fria sempre era seguida por determinada doença quente.

Assim, também é inevitável que o foco de Hamer se encontre no cérebro, em ambas as fases e no mesmo local do relais. Na fase de conflito ativo (fase ca), é possível ver os anéis concêntricos bem demarcados, e na fase de conflito resolvido, o foco de Hamer se mostra intumescido, ou seja, edematoso.

A imagem e a curva mostram o seguinte: antes da DHS, tudo está normal. Predomina o ritmo normal diurno-noturno, característico da simpaticotonia (uma espécie de estresse) e da vagotonia (uma espécie de relaxamento). A partir da DHS, predomina a simpaticotonia permanente (fase ca) até a resolução do conflito (CL). Em seguida, vem a vagotonia permanente (fase pcl). Em seu ponto mais baixo, ao final da fase pcl A, a vagotonia permanente é interrompida pela crise da cura, ou seja, pela crise epiléptica ou epileptoide (EK), ou ainda pelo pico simpaticotônico. Nesse momento em que o inchaço no cérebro, ou seja, o edema e, eventualmente, também o inchaço no "processo de cicatrização" é maior no órgão, a ocorrência muda de repente. O organismo contrai-se brevemente e pressiona grande parte do fluido do edema (é a chamada fase urinária). Em seguida, é a vez de a fase pcl B se dar na vagotonia permanente; os edemas encolhem, até que se chega à normalidade ou normotonia.

Como já dito, o acontecimento é sincrônico nos três níveis. Na fase ca, o cérebro é atingido de tal maneira que se podem ver os anéis concêntricos. Quanto mais forte for a DHS, tanto maior será o anel. No órgão, as mudanças progridem conforme o tipo de tecido (camadas germinativas embrionárias): com a proliferação de células ("tumor"), sua diminuição (úlcera, necrose) ou outra alteração de função. Quando o conflito se resolve, isso acontece nos três âmbitos imediata e simultaneamente. A psique relaxa, o cérebro recebe edemas, o órgão começa os reparos. Quando há uma recidiva, a atividade de conflito volta a ocorrer nos três níveis. A psique encontra-se novamente sob estresse, o cérebro mostra os anéis concêntricos, e os edemas cessam; o órgão para de fazer os reparos e age como é normal na atividade de conflito. Recidivas são temidas porque o vaivém entre cérebro e órgão pode exigir demais dos tecidos.

A crise epileptoide (EK) é um "ponto" importante e decisivo. Pois, por um lado, é a passagem para a cura definitiva, ou seja, a normalidade. Depois dela, todos os edemas ou inchaços ultrapassam seu tamanho máximo. Por outro, é o ponto em que o ser vivo, por assim dizer, é submetido a uma última prova: poderá viver outra vez ou passou muito tempo em conflito ativo? A natureza é mesmo "cruel" e regular. Quem resolve o conflito tarde demais coloca-se em perigo. Por isso, às vezes é melhor não o solucionar!

No segundo em que acontece, a DHS pode criar um trilho (ver a nota na p. 156). Consciente e inconscientemente, o ser vivo percebe todas as circunstâncias e a si mesmo para o resto de sua vida, como em um flash. Essas circunstâncias podem ser tons, cheiros, gostos ou outras sensações. O reaparecimento de uma delas é suficiente para uma recidiva de todo o conflito. Todas as alergias podem ser atribuídas a um fato como esse.

Além da idade, do sexo, da situação hormonal (pílula anticoncepcional, radioterapia dos ovários, menopausa), é importante saber se os pacientes são destros ou canhotos. Conforme a mão dominante, as pessoas reagem de modo totalmente diferente, determinados conflitos se organizam em outros órgãos ou em outro lado do corpo. Podemos descobrir o lado dominante com o método simples de bater palmas. Quando batemos palmas no teatro, por exemplo, a mão que ficar por cima é a dominante. Se for a esquerda, somos canhotos, se for a direita, somos destros.

Terceira lei biológica da natureza

Concerne ao sistema ontogenético do Programa Especial com Significado Biológico (SBS), relativo ao câncer e equivalentes do câncer. Equivalentes do câncer são

SBS sem tumor nem úlcera, apenas com mudanças de função.

A partir das pesquisas da embriologia, sabemos que os mamíferos são formados por três camadas germinativas embrionárias: endoderme, mesoderme e ectoderme. Elas se formam no início do desenvolvimento do embrião e geram todos os órgãos. Muitos órgãos se compõem de partes de várias camadas germinativas. Toda célula, todo órgão ou parte dele pode ser associado a uma dessas camadas. Por isso, todas as doenças são classificadas de acordo com a camada germinativa embrionária a que pertencem.

Se classificarmos todos os diferentes tumores, inchaços, necroses e úlceras de acordo com sua evolução ou à camada germinativa a que pertencem, constataremos o seguinte: as "doenças" pertencentes à mesma camada germinativa embrionária também indicam outras características e peculiaridades em comum (na mesoderme, ainda se distingue entre as doenças controladas pelo cerebelo e as controladas pelo cérebro). Assim, do ponto de vista evolutivo, a cada uma dessas camadas germinativas embrionárias pertencem:

- uma parte especial do cérebro,
- determinado conteúdo de conflito,
- determinada localização no cérebro,
- uma histologia bem determinada,
- micróbios específicos, relacionados à camada germinativa.

Além disso, toda doença — na realidade, um Programa Especial da natureza com Significado Biológico — possui um sentido biológico compreensível do ponto de vista de sua evolução.

Antes se entendia por câncer um tumor que mostrasse uma grande multiplicação de células. Acreditava-se que essas "células cancerosas" do tumor podiam se espalhar e criar tumores em outros lugares do corpo. Assim se explicam as "metástases". Não existem metástases! Elas são conflitos secundários ou terciários. Nos seres humanos, a maioria das "metástases" são SBS secundários, provocados pelos médicos. Pensemos em sentenças como: "Em julho você já estará morto" ou "Você deveria fazer um testamento. Não sabia que está gravemente doente?" Essas sentenças desencadeiam o medo da morte e, com ele, um "câncer pulmonar".

Quarta lei biológica da natureza

Diz respeito ao sistema ontogeneticamente condicionado dos micróbios

Os micróbios representam um papel bem diferente do que lhes foi atribuído até hoje. Não são os causadores das doenças, e sim os otimizadores na fase de cura.

A quarta lei biológica da natureza associa os micróbios às três camadas germinativas embrionárias. Pois a cada grupo de órgãos relacionado a essas camadas também pertencem micróbios específicos, relacionados a elas. Eles são nossos fiéis trabalhadores especiais, que, como todo o restante — basta ver as outras leis biológicas da natureza —, logo são incluídos no programa.

O momento a partir do qual os micróbios começam seu trabalho de reparação, isto é, a partir do início da fase pcl, quando podem ajudar no processo de cura, não depende, como pensávamos até então, de fatores externos, mas é determinado apenas pelo nosso computador cerebral.

Exemplo:

A mãe de um lactente contrai câncer nas glândulas mamárias. O que aconteceu antes? A criança escorregou de seus braços, caiu no chão e ficou inconsciente durante certo tempo. Nesse momento, a mãe sofre uma DHS, isto é, um conflito mãe/filho (psique); tem um anel concêntrico no cerebelo (cérebro), que não é identificado. Por ser destra, a proliferação dos tecidos glandulares da mama começa em seu seio esquerdo (o lado esquerdo é o "lado dos filhos"), no qual surge um "carcinoma adenoide da glândula mamária" (órgão).

A reação do organismo da mãe nesse caso é muito sugestiva! A proliferação de tecido na glândula mamária ocorre para ajudar o bebê a receber mais leite, pois ele não está bem por causa do acidente. O organismo da mãe tenta compensar o dano. Portanto, embora seu seio esquerdo esteja aparentemente doente ("câncer de mama"), ele pode fornecer mais leite do que antes. E isso, embora ela esteja na simpaticotonia, ou seja, na fase do conflito ativo. Quem conhece o processo sabe que isso ocorre justamente porque ela se encontra nessa fase.

Enquanto o conflito durar, o "tumor da glândula mamária" crescerá. Assim, é possível produzir cada vez mais leite. A partir do momento em que a mãe sabe que a criança está bem outra vez, o conflito se resolve (CL). O crescimento do tumor cessa imediatamente.

Portanto, as alterações até agora denominadas doenças são exatamente o contrário dela. São um processo significativo, uma engenhosa sinergia da natureza, nesse caso entre a mãe e o filho. Se você conhecer essas cinco leis biológicas da natureza, saberá o que tem de fazer para ficar biologicamente saudável outra vez, caso venha a "adoecer". Neste livro, você aprenderá o que mais pode ser feito.

Observação sobre a relação entre as leis biológicas e as leis espirituais

Até agora, ao que me parece, ninguém se perguntou por que passa por um conflito e não por outro e, com isso, por determinado câncer. Esclarecer esse fato despertou meu espírito de pesquisadora. As leis espirituais respondem a essa pergunta e nos permitem contemplar as leis biológicas da natureza sob uma nova luz, como poderemos ler nos próximos capítulos.

A primeira lei biológica da natureza afirma que sofremos um choque de conflito (DHS) por acaso e, com ele, também o consequente Programa Especial com Significado Biológico (SBS), que quase todos os médicos e terapeutas ainda interpretam como câncer. "Uma DHS é um choque de conflito, profundamente grave, dramático e isolador, que pega o indivíduo desprevenido." A definição é correta, o indivíduo é mesmo pego de surpresa e o acontecimento (DHS) é ocasional. No entanto, segundo as leis espirituais, o fato é regular e, por isso, mesmo sendo grave e altamente dramático, não é um acaso. Do ponto de vista qualitativo, o choque de conflito biológico é previsível, mas não no que se refere ao momento (segundo o que se sabe até agora; posteriormente falaremos sobre a questão do acaso). Contudo, uma pessoa potencialmente afetada pela DHS não tem como prevê-la. Se pudesse, ela não ocorreria de maneira inesperada. Porém, quem lhe é próximo consegue prever qualitativamente a DHS, e o faz em geral por preocupação (ver o exemplo do professor Niemitz).

Talvez você tenha dúvidas e ache que não é bem assim como descrevo. Sugiro-lhe que não acredite em mim nem em quem falar ou escrever sobre as leis biológicas naturais ou espirituais. Teste os princípios você mesmo.

Quando descrevo exemplos neste livro, tenho de me referir ao fundamento médico e biológico do doutor Hamer, para que o acontecimento possa ser descrito e compreendido corretamente. Somente então é possível descrever e compreender também as leis espirituais "em ação".

As cinco leis espirituais apresentadas em seguida são descritas para os que se entendem como seres biológicos e espirituais. São para as pessoas que querem abrigar o amor em seu coração. Essas leis não pertencem à descoberta científica do doutor Hamer.

★★★★★

Capítulo 3

AS CINCO LEIS ESPIRITUAIS

Primeira lei espiritual
Causa, efeito e amor incondicional

Talvez você diga que causa e efeito não são coisas novas. Tem razão. Mas como podemos usar esse conhecimento? Como resolver conflitos mais depressa sem esse conhecimento? Afinal, com ele é possível encontrar mais facilmente o caminho para o próprio coração e para o que o faz sofrer.

Descrição:

Sofremos um choque biológico de conflito (DHS) apenas depois de determinado acontecimento, no qual também fomos agressores (mesmo que involuntariamente). A crítica que fazemos ao agressor em nosso choque de conflito é a mesma que anteriormente atribuímos a outra pessoa como agressores (involuntários) e que poderíamos ter ouvido ou de fato ouvimos. O acontecimento não é o mesmo, mas a crítica, isto é, as palavras de julgamento, sim. Trata-se daquilo que não perdoamos em nós mesmos, das ocasiões nas quais não tivemos compaixão pela vítima ou pelos outros, dos momentos em que de fato fizemos uma maldade ou negligenciamos alguém propositadamente. O próprio choque de conflito é o efeito. A causa, em que fomos como que autores no que se refere ao julgamento, já existia antes. Sem causa não há efeito. O agressor que provoca o choque de conflito em nós mostra no "amor incondicional" o que podemos solucionar, como podemos nos perdoar, quando pedir desculpas e como reconhecer a DHS como uma bênção divina.

> "Por isso vos disse que morrereis em vossos pecados, porque se não crerdes que Eu Sou, morrereis em vossos pecados."
>
> João (8,24)

O amor ao próximo e por si mesmo é o que tudo decide. Sem ele não podemos solucionar nosso conflito. Se nos sentirmos culpados e não resolvermos esse conflito, corremos o risco de adoecer.

> "Vendo-lhes a fé, Jesus disse ao paralítico: 'Tem bom ânimo, filho; estão perdoados os teus pecados'. (...)
> 'Levanta-te, toma o teu leito e vai para tua casa.'
> E, levantando-se, partiu para sua casa."
>
> Mateus (9,2-7)

Isso significa que, quando solucionamos nossos sentimentos de culpa e passamos a amar, podemos nos curar novamente. A culpa pode se desfazer quando se esclarecem os problemas no relacionamento ou quando se vivencia o efeito até o fim. Não obstante, não existe culpa nesse sentido, apenas um retorno das nossas ações.

★★★★★

Segunda lei espiritual
Caráter bifásico do espírito e da biologia

O Programa Especial com Significado Biológico é precedido por um Programa Especial Espiritual, que pode conter o primeiro em sua evolução. (Ver gráfico na p. 48.)

Descrição:

A imagem apresentada em seguida mostra um eixo temporal na horizontal. Do lado esquerdo tem-se o Programa Especial com Significado Espiritual (SGS) e, do lado direito, o Programa Especial com Significado Biológico (SBS). Após a DHS, o primeiro também pode conter simultaneamente o Programa Especial com Significado Biológico (não demonstrado na imagem). É o que acontece quando o perdão vem depois da DHS ou não chega a ocorrer.

O eixo vertical à direita da DHS (ponto de partida para o SBS) indica em sua parte superior a medida da intensidade do conflito e, em sua parte inferior, a da intensidade da vagotonia ("resolução do conflito"). Para o SGS, o eixo vertical indica em sua parte superior a medida da falta de compaixão (a atribuição da culpa, ou seja, o indivíduo sente: sou bom, o outro é mau; diferença) do agressor e, em sua parte inferior, a falta de compaixão do agressor para com sua vítima (real: eu, como agressor PVS, sou tão mau quanto foi meu agressor

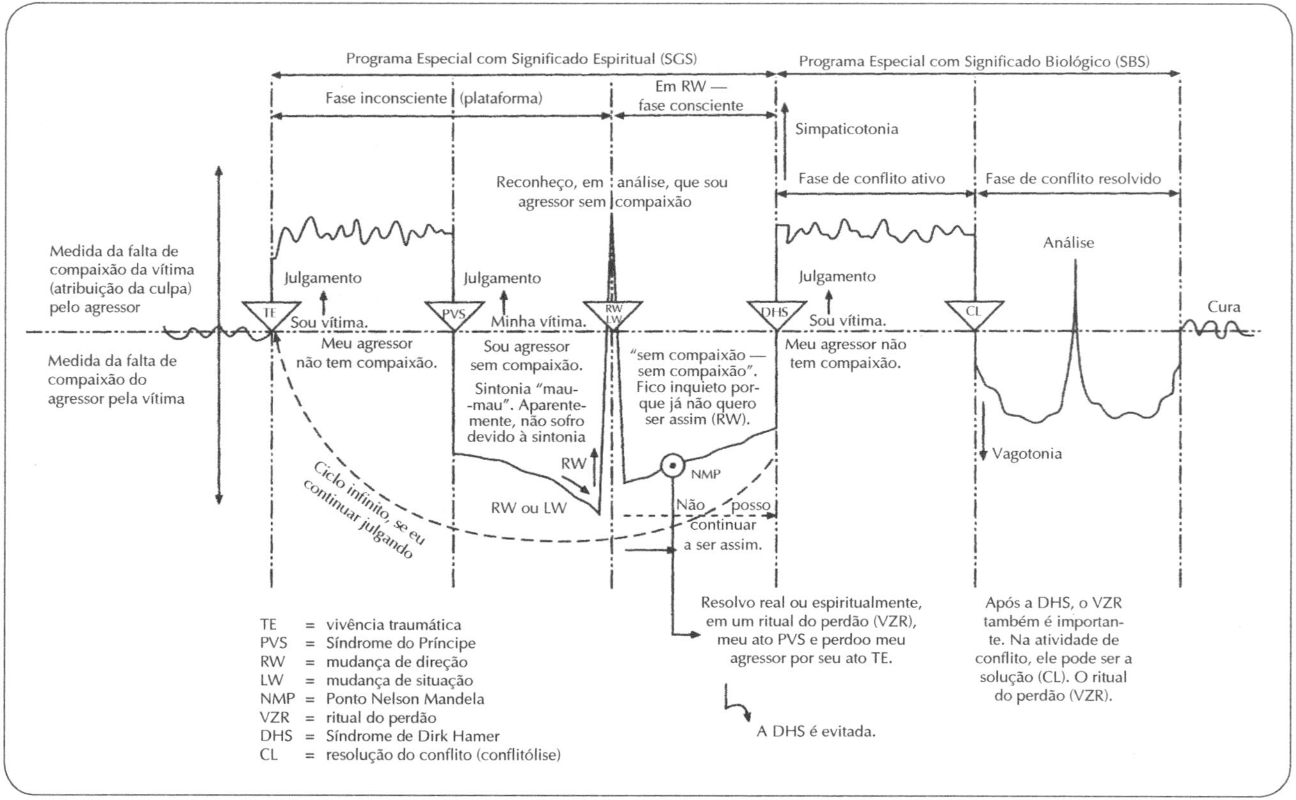

Diagrama ilustrativo do caráter bifásico do espírito e da biologia

TE; portanto, estou em uma sintonia de "mau-mau" com ele; ou seja, nenhuma diferença. Ele sente: sou bom, pois não fiz nenhum mal ao outro).

A descrição da imagem começa com a DHS e passa pelo Programa Especial com Significado Espiritual. Antes da síndrome há o Ponto Nelson Mandela. Chamei-o desse modo porque, para mim, Nelson Mandela é uma pessoa importante, tanto pública quanto historicamente. Conseguiu o perdão entre dois lados, o dos africanos negros e o dos africanos brancos, impedindo uma guerra civil.

Esse é o ponto em que, evitando uma DHS ameaçadora, perdoamo-nos por um ato PVS e pedimos desculpas à vítima, demonstrando compaixão ou corrigindo nossas próprias ações. PVS é o acontecimento em que antes o indivíduo foi agressor. Leva esse nome porque, ao saber da morte de Dirk Hamer, filho do doutor Hamer, causada acidentalmente pelo príncipe de Savoia, consegui entender que, no fundo, as relações entre agressor e vítima são espirituais.

Tanto na PVS quanto na DHS, o julgamento da vítima em relação ao agressor é o mesmo. Na PVS, o julgamento é formulado como se o agressor, que se sente culpado, estivesse falando.

Só podemos atingir o ponto Nelson Mandela depois de uma mudança de direção (RW). Essa mudança é o momento em que já não queremos ser como no ato da PVS. A mudança de situação (LW) acontece quando, devido a circunstâncias externas, já não podemos ser como no ato da PVS.

A mudança de situação pode desencadear uma mudança de direção, embora não obrigatoriamente. No diagrama, ambas aparecem no mesmo momento. Em geral, vive-se a mudança de situação de maneira forçada ou a mudança de direção de maneira voluntária. Dependendo do caso, segue-se por diversas linhas no diagrama até a DHS ou o Ponto Nelson Mandela.

À esquerda da PVS, vê-se o acontecimento traumático (TE), que tem as seguintes funções: chega-se a uma PVS depois de se passar por um acontecimento traumático, associado a uma condenação do agressor. Um TE pode ser uma DHS, mas não necessariamente.

Depois de esboçado retrospectivamente o SGS, é o momento de descrevê-lo com mais detalhes.

Vivência traumática (TE):

Como vítima, passamos a nos ver como "ser humano bom/moral" em uma "situação ou ambiente mau/imoral" (a ser denominado "julgamento"). "Bom/moral" não combina com "mau/imoral". Sofremos uma espécie de trauma, em que a vítima e o agressor não conseguiram resolver seu relacionamento.

Nesse período ainda não fomos (nesta vida), necessariamente, o respectivo agressor, mas julgamos duramente alguém. Por exemplo: "Você é o perturbador da paz que destrói meu paraíso!" ou "Você não me ajudou". Não elaboramos essa situação de vida, não esclarecemos o relacionamento nem refreamos os próprios impulsos. Se não trabalhamos esse trauma nem desistimos desse julgamento, mas ficamos em dissonância com o "bom e mau", recebemos a oportunidade e nos tornamos, necessariamente, o condenado. Assim, chegamos à Síndrome do Príncipe.

Síndrome do Príncipe (PVS):

A partir do ato PVS, entramos em sintonia ("mau-mau") com o condenado. Achamos que não é necessário ter compaixão. Se nos mantivermos assim até o final da vida, podemos até escapar da DHS. Mas duvido que isso seja bom para essa pessoa e o mundo, pois ela fica estagnada no Programa Especial com Significado Espiritual. No máximo, só podemos intuir de que maneira a alma elabora e sente isso no plano espiritual depois da morte. Fazemos algo que nos livra do papel de vítima porque nós mesmos nos tornamos agressores sem compaixão. Chegamos a um acordo: estamos numa situação em que somos "pessoas más/imorais" (aparentemente boas/morais, pensando no tempo) numa situação ou ambiente "mau/imoral". "Sem compaixão" combina com "sem compaixão". Já não sofremos tanto como antes.

O período que vai da PVS até a DHS depende de fatores diferentes. Mas é preciso ter ocorrido uma mudança de direção (RW) ou de situação (LW). Isso pode significar duas coisas:

- ou que reconhecemos que já não queremos ser assim (RW),
- ou a obrigação de que já não podemos nem queremos ser assim (LW).

Mudança de direção (RW):

Percebemos que éramos ou somos "maus/imorais" e sem compaixão, o que realmente não queremos ser. Se não usamos o Ponto Nelson Mandela no período da mudança de direção até a DHS, isto é, se não corrigimos o ato PVS, não resolvemos o relacionamento, não pedimos desculpas nem perdoamos a nós mesmos e, portanto, não criamos a plataforma para uma DHS. Esta ataca com a mesma força que usamos como agressores, força que a vítima também teve de sentir. Mas se já corrigimos nossa ação, real ou espiritualmente, se mostramos compaixão e perdoamos a nós mesmos, então não sofremos a DHS ou a sofremos de forma mais leve e enfraquecida, caso ainda tenham restado aspectos a serem sentidos posteriormente ou que passaram despercebidos.

Mudança de situação (LW):

Na época da PVS, não percebemos o que aprontamos, não pedimos desculpas, não resolvemos o relacionamento nem demonstramos compaixão; no entanto, aconteceu uma mudança de situação. Ela pode ser uma alteração na vida, como troca de parceiro, mudança de residência, de profissão e muito mais. Nesse caso, cria-se a plataforma para a DHS.

Na mudança de situação, a DHS acontece desenfreadamente e com toda a força, isto é, sentimos a mesma dor que a vítima.

Ponto Nelson Mandela:

Entre a PVS e a DHS pode haver minutos ou anos. Feita a mudança de direção, temos a possibilidade de perdoar. O momento desse perdão é o Ponto Nelson Mandela. Perdoamos a nós mesmos como agressor PVS e o agressor TE, se já o reconhecemos. Pedimos desculpas e corrigimos nosso comportamento diante da vítima PVS. Resolvemos o relacionamento. Reconhecemos que fomos tão "maus/imorais" como o agressor TE e reconhecemos o amor incondicional nos acontecimentos.

Assim que tomamos conhecimento de que nossas ações "não estavam em ordem", temos a possibilidade de escapar da DHS. Quando se consegue o perdão antes da DHS, encerra-se o Programa Especial com Significado Espiritual (SGS) com o perdão no Ponto Nelson Mandela. Tudo que vem depois é "irrelevante". Por conseguinte, quando o perdão acontece na hora certa, é possível escapar da DHS. Se deixarmos passar essa possibilidade de perdoar, a DHS acontece de maneira irrefreada, inesperada, isolada e dramática. O agressor mostra de qual julgamento devemos nos despedir. O amor incondicional atua através dele.

Se depois da Síndrome de Dirk Hamer reconhecermos em tempo o que aconteceu, poderemos, por meio do "ritual do perdão", resolver também o conflito biológico, e isso dá certo sem ter de fazê-lo biologicamente. Quando o ritual do perdão não dá certo ou é feito tarde demais, ainda existe a possibilidade de solucionar o conflito biologicamente; porém, nesse caso temos de vivenciar as fases cl e pcl. Portanto, se ficarmos no julgamento depois da DHS, logo se inicia o Programa Especial com Significado Biológico.

Quando a respectiva plataforma para a própria DHS é criada, se não perdoarmos em tempo, podemos sentir como a outra pessoa (minha vítima) se sentiu. Isso não é para ser considerado um castigo de Deus, mas simplesmente uma regularidade, ou seja, a causa e o efeito. A partir da DHS começa a cura espiritual através da compensação da causa (PVS), o que biologicamente significa a "doença"/a atividade de conflito/o Programa Especial com Significado Biológico. Quando se mantém o próprio julgamento, todo o programa pode ser repetido.

A partir da DHS, deveríamos nos preocupar simultaneamente com duas coisas: o conflito atual e a plataforma (PVS) que nós mesmos criamos. Se resolvermos o conflito biológico (DHS) apenas biologicamente, o perigo de adoecermos com conflitos do mesmo tipo é muito grande. Voltaremos sempre a entrar em situações com o mesmo conteúdo até entendermos e solucionarmos o problema. Inconscientemente, às vezes a PVS se esclarece através da DHS ou do adoecimento, pois com ele adotamos uma nova postura.

Sobre a não casualidade da DHS

A DHS não acontece por acaso. No entanto, seu conteúdo passa pelo juízo da pessoa atingida e a pega desprevenida. O que ocorre depois da DHS é biologicamente regular. Apenas o momento da solução (CL), se de fato ocorrer, é indeterminado — por assim dizer, o momento é uma grandeza quantitativa única.

De certa maneira, no campo espiritual a PVS é o oposto do que a DHS é no campo biológico. Ambas são interdependentes. De certo modo, a PVS determina o conteúdo da iminente DHS. "De certo modo" significa: à PVS pertence um julgamento (uma crítica) da minha vítima PVS sobre mim como agressor PVS, ou seja, meu julgamento sobre mim mesmo. Esse julgamento é um texto, uma fala! E somente no texto e na fala o julgamento da PVS e o da DHS são idênticos. Do ponto de vista não espiritual, o fato de ambas poderem ser bem diferentes nada muda na identidade dos julgamentos ou do julgamento.

Por que, como e quando acontece uma PVS depende dos julgamentos sobre os agressores TE e/ou DHS ou das relações não esclarecidas desse acontecimento. As particularidades sobre a evolução ainda estão sendo pesquisadas. Segundo as leis espirituais, após uma mudança de direção/situação (RW/LW), a PVS costuma ser seguida por uma DHS. O momento da mudança de direção/situação e o da DHS são tão indeterminados quanto o da solução (CL) num SBS (Programa Especial com Significado Biológico). No entanto, por ser formulado sobre meu agressor, o julgamento da DHS será idêntico ao da PVS, exatamente como o julgamento da minha vítima PVS na ocasião.

Esta parece ser apenas uma afirmação que não pode ser comprovada no sentido daquela segundo a qual a solução do conflito vem necessariamente depois da DHS — ou então nada acontece, isto é, a pessoa afetada morre porque o conflito não foi controlado. Como dissemos: o decurso do SBS (imperturbado) é determinado até o momento da solução (CL). No Programa Especial com Significado Espiritual (SGS), só depois da DHS é que a correspondente PVS pode ser procurada e encontrada. Também nesse caso vale apenas uma regra: os julgamentos da PVS e da DHS têm de coincidir. Não existem tabelas científicas nem espirituais que apresentem todos os julgamentos e, a partir de um deles, possibilitem uma previsão segura, como é determinado no acontecimento SBS (até o momento CL). O fato de o julgamento DHS implicar o julgamento PVS e, portanto, a própria PVS só pode ser "provado" graças aos vários casos de pacientes, alguns dos quais apresento neste livro.

O doutor Hamer descreve no seu livro *Vermächtnis einer Neuen Medizin* (*Legado de uma Nova Medicina*, Parte I, 1999, pp. 70 ss.) que a ofensa de uma sogra ao genro termina em um choque de conflito biológico, além de determinar o conteúdo do conflito. O xingamento "Seu filho da mãe!" desencadeia a DHS com o conteúdo de conflito relativo à demarcação de território. Segundo o doutor Hamer, se o xingamento tivesse sido "Seu infeliz!", haveria uma autodepreciação. As leis espirituais levam-nos a afirmar que não foi um acaso, mas algo espiritualmente determinado o fato de a sogra escolher um xingamento e não o outro. Como agressora, ela encontra (inconscientemente) no amor incondicional por seu genro o xingamento certo. Se tivesse usado o "errado", não teria conseguido instalar nele uma DHS nem teria obtido "sucesso". Ele teria ignorado o termo "infeliz", pois faltaria a PVS correspondente; já a expressão "filho da mãe" o atingiu em cheio.

Quando alguém reconhece em tempo sua PVS e seu respectivo julgamento, pode evitar a ameaçadora DHS através do perdão. Quanto a isso não há dúvida. Também suponho que, se a pessoa não reconhece ou reconhece tarde demais sua PVS e o respectivo julgamento após a DHS, quando estiver na fase de conflito ativo poderá interromper o acontecimento orgânico ou solucioná-lo através do perdão. Caso não ocorra uma solução imediata, mas as condições sejam tais que o conflito só possa ser resolvido posteriormente, então a fase de cura será tão longa quanto o tempo decorrido desde a DHS até o momento do perdão. Se a PVS só for descoberta na fase de cura e houver o perdão, então os sintomas biológicos do acontecimento da cura não serão amenizados ou só o serão com menor intensidade. Contudo, a experiência nos mostra que a percepção espiritual da pessoa afetada permite que ela suporte melhor e mais facilmente o programa de cura do que se não a tivesse.

Não é fácil entender por que acontecem coisas ruins com crianças ou por que algumas nascem doentes. Quando uma criança encarna numa família de alcóolatras violentos e uma outra numa família feliz e rica, isso parece injusto. Mas se supusermos que, de modo geral, não é a primeira vez que temos um corpo como seres humanos, já conseguimos entender alguma coisa. Como descrevemos antes, talvez um acontecimento como esse tenha a ver com o fato de que, na vida anterior, nos detivemos na fase da "sintonia mau-mau"/sem compaixão até a morte.

Não quero atribuir nenhuma culpa à vítima. Trata-se apenas de uma regularidade e, nesse sentido, não existe culpa. O que existe é simplesmente uma compensação e a possibilidade de se curar. Não estou dizendo que o que o agressor faz é bom; porém, existem sempre dois lados da vítima e dois lados do agressor (o agressor futuro).

★★★★★

Terceira lei espiritual
Julgamento e ação compulsiva

"Não julgueis para que não sejais julgados. Pois, com o critério com que julgardes, sereis julgados; e, com a medida com que tiverdes medido, vos medirão também. Por que vês tu o argueiro no olho de teu irmão, porém não reparas na trave que está no teu próprio? Ou como dirás a teu irmão: 'Deixa-me tirar o argueiro do teu olho', quando tens a trave no teu? Hipócrita, tira primeiro a trave do teu

olho e, então, verás claramente para tirar o argueiro do olho de teu irmão."

Mateus (7,1-5)

Descrição:

Se julgarmos um comportamento do agressor, criamos inconscientemente, através de uma ação compulsiva, o mesmo comportamento para com outras pessoas. Também criamos as respectivas situações para agir com o tipo de comportamento que julgamos no agressor. Assim, criamos os mesmos comportamentos, hábitos e as mesmas situações para (mais tarde) podermos entender e perdoar os comportamentos do agressor.

Isso significa que, como agressor e como vítima, somos medidos com a mesma medida. Nossos semelhantes poderão reconhecer que nos tornamos iguais aos que julgamos. Ao perdoar o comportamento do agressor e o nosso próprio, mudamos positivamente o mundo ao nosso redor. E, desse modo, o agressor tem a possibilidade de desistir do seu comportamento.

Primeiro exemplo:

Quando alguém considera os próprios sogros dependentes e desamparados e impede o marido de cuidar dos pais, sem perceber o sofrimento que está causando a eles (PVS), então, mais depressa do que pensa, pode causar uma DHS e tornar-se igualmente dependente e desamparado.

Segundo exemplo:

Uma menina odeia o pai e o julga (TE) por ele sempre vigiar sua mãe com ciúme, embora ele mesmo a traia. Por esse motivo, sempre há brigas no lar. Podemos prever que, mais tarde, a própria menina cometerá traição (PVS). Através dessa plataforma (PVS), um futuro agressor (marido) transfere para o "amor incondicional" justamente a DHS, para que sua esposa sinta ciúme. Somente depois que ela perdoar o ciúme do pai no túmulo é que conseguirá solucionar o próprio e, desse modo, o conflito com o marido.

★★★★★

Quarta lei espiritual
Dádiva do agressor e da vítima

Descrição:

Aquilo que esperamos do nosso agressor é o mesmo que deveríamos ter realizado com nossa vítima e, por fim, corrigido e perdoado em nós mesmos. É o que a "vítima" esperaria de si mesma.

Aquilo que esperamos da vítima é o que deveríamos fazer com o agressor.

Primeiro exemplo:

Quando alguém considera os próprios sogros dependentes e desamparados e deseja que eles fossem mais independentes e cuidassem de si mesmos, em vez de exigir tanto, deveria se lembrar do exemplo da "trave", pois já não está no rumo certo há algum tempo. Deixou de ser independente para viver à custa dos outros.

Segundo exemplo:

Quando alguém deseja que o próprio marido já não faça tantas viagens de negócios e seja mais presente, deveria pensar no exemplo da "trave" e olhar para quem esqueceu. Este também é um lembrete, como no nosso exemplo (ver o caso de Tanja), de que nos esquecemos de cuidar dos cavalos com amor.

★★★★★

Quinta lei espiritual
Crença e atração

Descrição:

Atraímos aquilo em que acreditamos no momento de um TE ou de uma PVS/DHS (mesmo inconscientemente). Fatos futuros acontecerão segundo essa crença. E, como seu comportamento, os futuros agressores chamam a atenção para as próprias crenças. Mostram-nos inconscientemente que não é possível elaborar nem resolver um acontecimento, mas que é preciso se preocupar com ele para obter a cura.

Exemplo:

Uma menina passou a infância achando que seu pai não a amava. Não conseguiu lidar com esse fato e ainda sofre. Por isso, desenvolveu a crença de que não é amada. Como a lei da crença e atração sempre é eficaz, sua crença se cumpre, o que significa que criará situações na vida em que continuará acreditando que não é amada. Desse modo, atrairá parceiros que sempre comprovarão que "ela não é amada", pois a trairão, espancarão, enganarão, não terão compaixão ou serão egoístas. Se mais tarde ela entender que as pessoas só estão cumprindo a sua crença, poderá reconhecer o amor incondicional da alma da outra pessoa e mudar sua vida de modo positivo.

★★★★★

Por que "remédio do amor incondicional"?

Como já sabemos, o Programa Especial com Significado Biológico ou o "câncer" vem de um choque de conflito, isto é, da DHS. No mesmo momento, é possível ver um foco de Hamer, parecido com um anel concêntrico, na tomografia computadorizada do órgão e do cérebro. A pessoa é pega de surpresa, está isolada e é atingida de forma dramática. O câncer (medicina tradicional) começa a se desenvolver. Inicia-se, então, uma alteração nas células do órgão correspondente, ou seja, o Programa Especial com Significado Biológico (segundo as cinco leis biológicas da natureza).

Por que isso aconteceu com essa pessoa? Por que se vê *justamente um anel concêntrico,* um ponto de impacto, um alvo? Quem atirou? Por que não se desenha logo o arqueiro com arco e flecha para que possamos reconhecer quem foi? Seria bom se já tivéssemos o culpado, certo? Teria sido o próprio atingido que, em algum momento, esticou demais o arco e lançou a flecha? Pois, quando conhecemos a lei de causa e efeito, também sabemos que somos a causa de tudo.

Se estamos na Terra para brincar, aprender, nos desenvolver e depois retornar ao nosso Criador, então podemos reconhecer que o arqueiro/agressor que provocou ou possibilitou o conflito para nós é nosso Ajudante. E ele o faz sobretudo de maneira inconsciente. Quando não reconhecemos que o agressor também é nosso Ajudante, na maioria das vezes começamos a choramingar como um dispositivo de alarme (ego, aborrecimento, gritos, tristeza, julgamentos...). É bem provável que nosso comportamento irrite os outros, tire sua energia e os condene. **Segundo as leis espirituais, só sofremos um choque de conflito quando antes já fomos agressores.** Isso significa que fomos agressores e não nos perdoamos ou não tivemos compaixão por nossa vítima. Agora é como se as outras pessoas nos pusessem diante de um espelho, o que nos leva a ter um choque de conflito.

Fazia tempo que eu conhecia a lei de causa e efeito, mas realmente ainda não a tinha levado a sério. Nesse meio-tempo, muitas vezes a precisão dessa lei me fez perder o fôlego.

Para ficarmos saudáveis, precisamos resolver nosso conflito. Ou o resolvemos biologicamente, ou com o desapego. Porém, geralmente não é assim que procedemos. Se não reconhecemos toda a verdade/história, ficamos presos à roda do adoecimento, ou melhor, ao Programa Especial com Significado Espiritual e nos envolvemos em seus respectivos conflitos. Podemos procurar quem agredimos e o momento em que continuamos a julgar a pessoa que desencadeou o conflito ou quase o solucionou (quando vemos a solução já no início do conflito). Cada julgamento sobre a outra pessoa, quando nós mesmos já estamos doentes, não atinge o outro, e sim a nós mesmos (ver capítulo com os exemplos de casos).

Aprenda a perdoar!

Pode-se aprender a perdoar os outros, pois eles mostram apenas o que não perdoamos nem admitimos em nós mesmos ou o que não estava em ordem. Um ato é perdoado com outro semelhante.

> "Porque, se perdoardes aos homens as suas ofensas, também vosso Pai celeste vos perdoará. Se, porém, não perdoardes aos homens as suas ofensas, tampouco vosso Pai vos perdoará as vossas ofensas."
>
> Mateus (6, 14-15)

> "Assim também meu Pai celeste vos fará, se do íntimo não perdoardes cada um a seu irmão."
>
> Mateus (18, 35)

Exemplo:

Um jovem tem um encontro com sua mãe, mas o desmarca porque prefere ir praticar esporte. A mãe fica magoada por não receber atenção. Está passando por uma fase difícil, a separação do marido, e três dias depois se suicida. O jovem não consegue se perdoar por ter deixado a mãe sozinha. Então, o pai Ajudante mostra seu comportamento ao filho como Espelho. Comporta-se como o filho se comportou com a mãe. O pai já não tem tempo para ele. Vive para o trabalho, pratica esportes e está constantemente de férias. O filho se sente abandonado.

E, ao criticar o pai por não ter tempo para ele, acaba adoecendo. Consegue reconhecer que o pai é seu Espelho e consegue perdoar a ele e a si mesmo. Consegue perdoar o pai por deixá-lo sozinho, não porque não o ama, mas porque nesse momento prefere praticar esporte, tal como ele mesmo fez, para dar-lhe a oportunidade do reconhecimento e do perdão.

"Ouvistes o que foi dito (Lev 19,18): amarás o teu próximo e odiarás o teu inimigo.

Eu, porém, vos digo: amai os vossos inimigos e orai pelos que voz perseguem; para que vos torneis filhos do vosso Pai celeste, porque ele faz nascer o seu sol sobre maus e bons e vir chuvas sobre justos e injustos. Porque, se amardes os que vos amam, que recompensa tendes? Não fazem os publicanos também o mesmo? E, se saudardes somente os vossos irmãos, que fazeis de mais? Não fazem os gentios também o mesmo? Portanto, sede vós perfeitos, como é perfeito o vosso Pai celeste."

Mateus (5, 43-48)

Com julgamentos e queixas, acabamos por nos complicar cada vez mais. Segundo o princípio "olho por olho", antes ficaremos cegos do que curados.

Mahatma Gandhi disse:
"Olho por olho — e o mundo todo ficará cego".

O passado e o AGORA

Não afirmo que descobri essas coisas. Muito já se escreveu sobre causa e efeito, plantio e colheita ou sobre espelhamento e karma. Certamente outros aspectos do passado também representam um papel. Nesse caso, por que há crianças que já chegam doentes ao mundo?

Por certo, em alguns casos, é útil regredir um pouco mais até onde geralmente não conseguimos nos lembrar, isto é, até antes do nascimento e à nossa vida passada. Contudo, às vezes atribuímos muitas coisas às vidas anteriores, e acabamos vivendo mais no passado do que no presente. Por conseguinte, meditamos bastante (o que não deixa de ser bom) e vemos de tudo em sessões: o que já fizemos, o que de ruim aconteceu conosco e como fomos agressores nas vidas passadas. E é claro que a imaginação acompanha tudo isso.

É importante não nos considerarmos santos nem espiritualizados só porque lidamos com essas coisas; devemos, antes, ter condições de perceber se na vida atual ainda agimos da mesma maneira que na vida anterior.

Parto do princípio de que é nossa tarefa viver no AGORA. Com a ajuda de nossos semelhantes e das situações, também teremos a possibilidade de resolver AGORA os conflitos e problemas. Se reconhecermos e perdoarmos as coisas AGORA, o perdão despertará reações em cadeia até a origem. Portanto, acredito que não necessitamos imprescindivelmente de uma iluminação de nossas vidas passadas. Se Deus está em todo lugar, então a dádiva da CURA também está no AGORA. Não contesto o fato de poder haver exceções.

O remédio do amor incondicional

Se for verdade que causei exatamente o conflito de acordo com o tema que criei, posso crescer com isso, perdoando o meu agressor. No "amor incondicional", ele me mostra o que fiz. Se eu o perdoar, perdoarei a mim mesmo por ter prejudicado outra pessoa. Conseguirei sentir o mesmo que minha vítima. Poderei pedir desculpas a ela e observar o que esperaria dela, pois essa qualidade talvez me falte.

As leis espirituais são uma dádiva maravilhosa para o "devir do amor".

Se eu realmente estiver em uma espécie de Programa Especial com Significado Espiritual a partir da PVS/do TE, então minha DHS é uma chance para a cura; é um remédio ou uma terapia para mais amor, compaixão e respeito por meus semelhantes, por mim mesmo e por meus relacionamentos.

Mesmo que não queiramos acreditar nisso em razão do nosso ego:

> *Com seu "anjo negro" ou agressor como Espelho, a DHS é o remédio ou a terapia do amor incondicional para o Programa Especial com Significado Espiritual (SGS) já existente ou para a "doença espiritual". A mais elevada de todas as energias, o amor incondicional, o "reino de Deus", atua através do agressor.*

★★★★★

Capítulo 4

DOIS EXEMPLOS CLÁSSICOS

Como criei meu conflito com o livro

Quando minha filha estava no sexto ano, tive problemas com a sua professora de biologia. É muito difícil me tirar do sério, mas essa mulher fez meu sangue ferver. Ela mandava fazer trabalhos, mas as crianças não tinham livros escolares onde pudessem aprender. Precisavam olhar "tudo" nos quatro livros de biologia existentes na biblioteca da escola. Além disso, a professora achava que as crianças deveriam estar em condições de saber coisas que mencionara nas aulas oito semanas antes, sem que os alunos tivessem a chance de copiar a matéria. A matéria tratada, ou melhor, mencionada, foi pedida no trabalho. Como resultado, a média da classe foi insatisfatória. E isso justamente antes de as crianças passarem para o ensino médio.

A situação se arrastava desde o quarto ano, mas somente naquele momento me aborreceu. Fiquei com a DHS. Literalmente, explodi. Quis estraçalhá-la com os dentes. Fui até a escola e reclamei com ela, que me ignorou e me deu a entender que estava fazendo tudo certo. Continuou trabalhando da mesma maneira com as crianças. Em pensamentos, quase procurei a fiscalização escolar para impedir a desmotivação das crianças. Quis "estraçalhá-la com os dentes". Achei que só recuperaria minha paz quando ela parasse de agir daquele modo. No auge da minha fase de "mordedura", algo estalou num dos meus molares, a dentina abriu buracos e as cáries se espalharam. Além disso, fazia semanas que estava dormindo mal e acordando regularmente em conflito ativo às quatro horas da madrugada. E como não queria ficar desdentada, insone e irritadiça até o final do sexto ano, pensei nos meus conhecimentos pessoais sobre as leis espirituais.

A professora de biologia havia me atingido inesperada, dramática e isoladamente (DHS). Eu me perguntava o que me perturbava nela. Meu julgamento: "Ela não dá livros para os alunos poderem aprender direito. Eles fazem muita coisa oralmente e não anotam nada".

A partir de então, minha missão era descobrir com quem eu agia da mesma maneira. Quando compreendi, tive um enorme ataque de riso. No meu consultório, houve uma época em que eu não só praticava as leis espirituais, como também falava sobre elas e dava aulas para pequenos grupos. Muitas vezes, os ouvintes pediam para eu escrever, pois não conseguiam captar tudo. Prometi escrever um livro, mas apenas em pensamento. Assim, meus ouvintes se tornaram minhas vítimas (PVS).

Com um ranger de dentes pude reconhecer que a professora de biologia da minha filha era uma incrível Ajudante. Ela me mostrou que eu não tinha um livro para os meus pacientes e alunos, que não anotava as coisas e depois ainda me admirava com o fato de que muitos se esqueciam do que eu havia ensinado. Eu era a clássica agressora da PVS. Somente por isso houve a DHS, e somente por isso ela pôde me pegar desprevenida.

Em pensamento, perdoei a professora de biologia e lhe agradeci por ser um maravilhoso Espelho. Graças ao comportamento dela, finalmente percebi que teria de escrever o livro. No conflito de mordê-la, sofri porque não escrevera o livro pedido pelos meus alunos. Por isso, eles também devem ter desejado me morder, mas naturalmente não ousaram fazê-lo.

Antes do meu reconhecimento e do ritual do perdão que fiz em sua intenção, a professora ameaçara as crianças de continuar pedindo tarefas em que cobraria a matéria transmitida oralmente. Mas não se ateve a essa ameaça. "Acho" que, através do meu ritual do perdão, fiz com que ela se modificasse. Dessa maneira, um ritual do perdão "modificou o mundo".

Será que eu deveria ter procurado a fiscalização escolar com minhas queixas? Essa pergunta me fez lembrar do seguinte versículo do Novo Testamento:

> "Ai de vós, guias cegos!"
>
> Mateus (23,16)

> "Não julgueis, para que não sejais julgados. Pois, com o critério com que julgardes, sereis julgados; e, com a medida com que tiverdes medido, vos medirão também. Por que vês tu o argueiro no olho de teu irmão, porém não reparas na trave que está no teu próprio? Ou como dirás a teu irmão: Deixa-me tirar o argueiro do teu olho, quando tens a trave no teu? Hipócrita, tira primeiro a trave do teu

olho e, então, verás claramente para tirar o argueiro do olho de teu irmão."

Mateus (7, 1-5)

Talvez você se pergunte por que sofri o choque traumático e os outros pais, não, pois no mínimo a metade deles também se aborreceu com a questão. A diferença está na plataforma. Os outros pais não tinham um tema pessoal com livros e, portanto, tampouco tinham plataforma. Poderiam procurar a fiscalização escolar para dar queixa sem adoecer. Apenas a mim não cabia "ser uma condutora cega". Primeiro eu precisava "tirar a trave do meu olho". Se não tivesse me refreado e me preocupado com meu livro, a essa altura teria perdido meu dente. Podemos renunciar a um dente, mas em algum momento já não teremos nenhum. E, no caso de órgãos vitais, a questão é ainda mais séria.

Nesse meio-tempo, se eu tivesse produzido um livro para os meus alunos (portanto, se tivesse tirado a trave do meu olho), eu também poderia ter corrido até a fiscalização escolar para dar queixa. Mas não fui tão rápida assim. Contudo, assegurei aos meus alunos e pacientes que me esforçaria para terminar o livro que agora eles têm em mãos.

★★★★★

Tanja e seu conflito de abandono

Preâmbulo:

Em seguida, serão narrados três acontecimentos. Todos tratam do conflito de "sentir-se totalmente abandonado". O primeiro acontecimento se refere ao marido de Tanja e seu cavalo; o segundo, à sua mãe e seus filhos, e o terceiro, ao seu pai. Os três episódios têm algo em comum, mas que só pode ser reconhecido com a ajuda das leis espirituais. Esse conhecimento é imprescindível para levar Tanja a se curar relativamente aos seus julgamentos e, portanto, aos respectivos conflitos até a vivência traumática (TE).

Acontecimento 1:

Dados pessoais:	Tanja, 35 anos, destra
Sintomas:	dores recorrentes nos rins e retenção de líquidos
Órgão:	rins
Conteúdo do conflito:	sentir-se totalmente abandonada

Vivência do conflito/DHS:

Sente-se abandonada pelo marido desde a primeira gravidez. Por motivos profissionais, o marido tem de viajar com frequência. Os conflitos se repetem sempre que ele volta do trabalho e diz que precisa viajar novamente.

Julgamento DHS:

Você me deixou sozinha quando viajou.

Agressor involuntário, o que não foi perdoado / PVS:

Vejamos por que Tanja sempre fica doente quando o marido viaja a serviço. Por que fica com um conflito de abandono por causa do marido?

Ao conhecê-lo, viajou com ele. Nessa época, o cavalo de que gostava tanto foi vendido. Sentiu-se culpada por ter deixado o animal sozinho.

Julgamento PVS:

Deixei meu cavalo sozinho quando viajei.

Seu marido lhe mostrou durante todos esses anos que ela deixou alguém sozinho e que não se perdoava por isso. Certamente o marido poderia ter desistido do emprego para que ela já não se sentisse tão só. Ela também poderia ter se divorciado do marido e procurado um novo parceiro, alguém que não fosse tão "malvado" e a deixasse constantemente sozinha. Porém, nesse caso, provavelmente outro agressor lhe mostraria com o amor incondicional sua ação involuntária.

Fase ativa (fase ca):

Crescimento de um carcinoma renal com retenção de líquido.

Solução do conflito:

Depois que Tanja começou a entender as leis espirituais, tendo-me como terapeuta, pôde agradecer ao marido seu papel de Espelho. Ele a deixava sozinha não porque não a amasse, mas apenas porque tinha de viajar. E quis lhe mostrar aquilo pelo qual ela não havia se perdoado: a única viagem que fez, deixando o cavalo sozinho.

Como Tanja não sabia onde o cavalo estava, não pôde estabelecer contato com ele para "pedir-lhe desculpas". Aconselhei-a a imaginar o cavalo em meditação e a pedir-lhe perdão. Assim, ela conseguiu se perdoar por tê-lo deixado sozinho e conseguiu perdoar o marido, que se sentiu aliviado. Tanja reconheceu que o agressor "marido" tinha o sentido divino de mostrar o que lhe faltava e já não tem nenhum problema quando ele viaja a negócios.

Fase de cura (fase pcl):

Várias semanas com dores renais, vontade frequente de urinar, sudorese noturna, proteína e sinais de infecção na urina, cansaço, aumento de apetite e fome.

Depois da fase de cura ela já não tem dores nos rins nem retém líquido quando o marido viaja. Já não tem pesadelos com cavalos. Passou a frequentar um haras para cavalgar em outros cavalos. Tanja descreve essas mudanças como um maravilhoso fortalecimento.

Acontecimento 2:

Tanja também notou que havia se sentido abandonada pela mãe quando esta havia se mudado para a Austrália, meio ano antes. Para ela, foi uma DHS. Consequentemente, pedi-lhe que pensasse em qual acontecimento anterior ela teria sido o agressor no respectivo papel. Esse acontecimento seria sua PVS.

Tanja lembrou que ela mesma havia deixado os filhos sozinhos por três semanas quando foi com o marido de férias para a Austrália. Depois de voltar para casa (LW), passou por uma mudança de direção (RW): "Não quero mais agir assim. Não vou mais deixar meus filhos sozinhos".

Tanja fez o seguinte exercício de perdão (a partir do acompanhamento do impulso de vida), que é apresentado aqui por ser muito instrutivo (na época, eu ainda não tinha desenvolvido o VZR).

Motivos por que deixei meus filhos sozinhos durante três semanas quando estive na Austrália sem eles...

... precisava de um tempo para mim;
... queria me desenvolver também espiritualmente;
... queria me recuperar;
... precisava de paz;
... é meu direito ser livre e ficar só;
... queria fazer algo por mim mesma;
... precisava de sol;
... precisava mudar de ares;
... queria me reencontrar;
... queria viver algo novo;
... tinha saudades da Austrália (onde cresci);
... queria mais leveza.

Somente então Tanja conseguiu perdoar a mãe: eu te perdoo porque você viajou para a Austrália sem mim e me deixou sozinha porque...

... você precisa de um tempo para si mesma;
... você também quer se desenvolver espiritualmente;
... quer se recuperar;
... precisa de paz;
... tem o direito de ser livre e ficar só;
... quer fazer algo por si mesma;
... precisa de sol;
... precisa mudar de ares;

... quer se encontrar;
... quer viver algo novo;
... tem saudades da Austrália (onde já viveu antes);
... quer mais leveza.

A partir de então, Tanja já não se sentiu abandonada pela mãe. Por um lado, finalmente podia entender a mãe e mostrar compaixão; por outro, podia entender o sentimento dos filhos que havia deixado sozinhos, pois foi capaz de reviver os próprios sentimentos numa situação semelhante.

Em primeiro lugar, Tanja reconheceu que seu marido foi um Ajudante atencioso que, com amor incondicional, lhe mostrou o que ela tinha de perdoar em si mesma e a ajudou a reconhecer que é importante não se concentrar somente no "problema" marido, mas fazer o que dá prazer (em seu caso, seu amor pelos cavalos e cavalgar). Assim, ela voltou a praticar seu *hobby*, embora com outros cavalos.

Em segundo lugar e de maneira semelhante, ela reconheceu seu processo de aprendizado no que dizia respeito à sua mãe. Como Ajudante atenciosa, a mãe lhe mostrou com amor incondicional o que ela tinha de perdoar em si mesma, que era o fato de ter deixado os filhos sozinhos ao viajar para a Austrália.

Acontecimento 3:

Dois anos depois, Tanja teve problemas cardíacos e voltou a me procurar. Lembrou-se de que, quando tinha 20 anos, seu pai abandonara a família porque queria se mudar para outro país. Tanja contou que o pai se desculpou pouco tempo antes com ela por ter ido embora e não ter cuidado dela e dos irmãos. Por causa desse pedido de desculpas, Tanja resolveu esse conflito, que veio acompanhado de problemas cardíacos na fase de cura.

Quando o pai foi embora, ela se sentiu abandonada como criança, mas não adoeceu com problemas nos túbulos coletores renais. Isso só foi acontecer anos depois, como mencionamos antes, quando deixara o cavalo sozinho por causa de uma viagem e quando foi deixada sozinha por causa das viagens do marido. Só então pôde sentir o conflito do abandono, adoecer dos rins e iniciar o respectivo SBS (ver acontecimento 1).

Quando criança, tinha julgado o pai por tê-la deixado sozinha. Essa foi a vivência traumática (TE) que levou ao julgamento de Tanja.

Julgamento TE:

Você me deixou sozinha quando viajou.

De acordo com a terceira lei espiritual, ela criou uma plataforma para a PVS e, por conseguinte, para a DHS. Inevitavelmente, acabou deixando o cavalo sozinho (ação compulsiva). Ao reconhecer que também havia deixado alguém sozinho (o cavalo e seus filhos) e que isso aconteceu em sintonia com as leis espirituais, finalmente conseguiu perdoar o pai, depois de 17 anos.

Quando consideramos os contextos, isso parece um acontecimento natural, mas a experiência mostra que houve um intenso trabalho com o ritual do perdão.

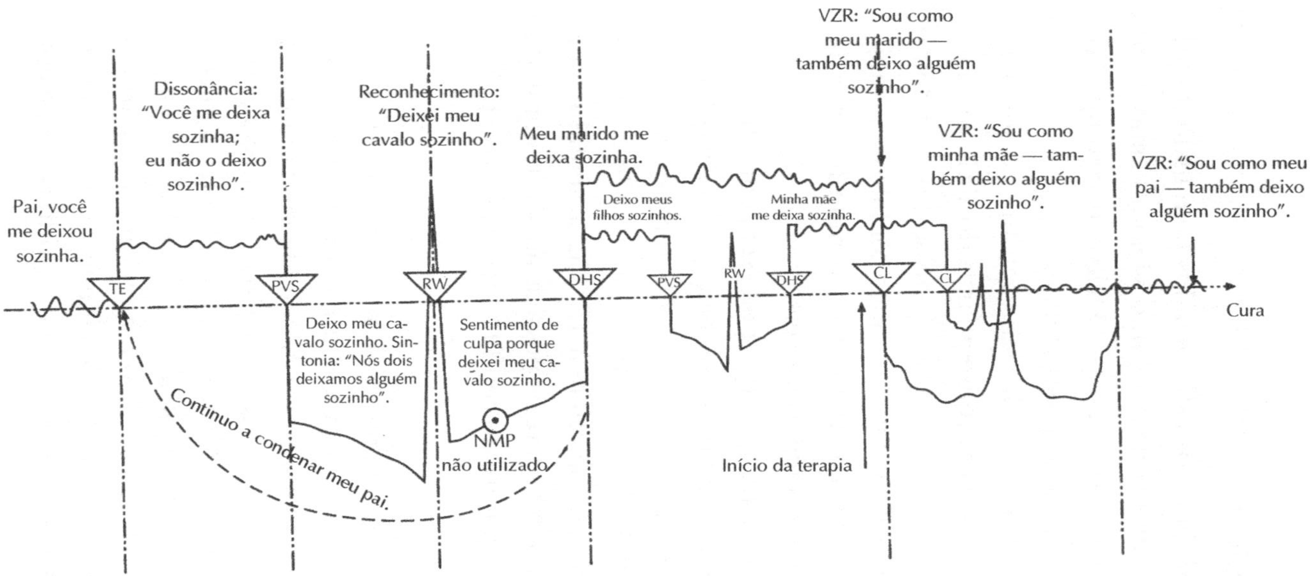

TE = vivência traumática
PVS = Síndrome do Príncipe
RW = mudança de direção
NMP = Ponto Nelson Mandela
VZR = ritual do perdão
DHS = Síndrome de Dirk Hamer
CL = resolução do conflito (conflitólise)

Exemplo do caso de Tanja

Comentário resumido:

Esses três acontecimentos estão ligados pelo texto do julgamento: você me abandonou quando viajou. Como Tanja perdoou a si mesma e ao seu agressor DHS e teve compaixão das vítimas PVS, o mundo se modificou.

Digno de nota para o efeito das leis espirituais é que o pai mudou (pediu desculpas) em consequência do VZR de Tanja. Pois esse VZR, que "muda o mundo", nesse caso mudou o pai, o que já foi suficiente. Como não tinha contato com Tanja, o pai não sabia que ela havia "mudado o mundo"; mesmo assim, o ato da filha teve efeito sobre ele.

O exemplo de Tanja mostra o que pode ser generalizado: o julgamento (texto, fala, uma única sentença) é decisivo. Quem conhece o julgamento e age corretamente torna-se saudável do ponto de vista biológico e espiritual, sobretudo quando é capaz de perdoar no que se refere à TE. Nesse sentido, também influi positivamente sobre as pessoas ao seu redor e que participam ou participaram do conflito (ver gráfico na p. 77).

Descrição:

Na horizontal, a imagem mostra um eixo temporal. A partir da esquerda, vê-se que Tanja teve uma vivência traumática (TE). Sentiu-se abandonada pelo pai quando ele largou a família e foi para o exterior. Essa relação não se esclareceu, tanto que Tanja fez o julgamento: "Você, pai, me deixou sozinha".

Então, ela entrou em dissonância: "Você me deixou sozinha, mas eu, não". De acordo com a terceira lei espiritual, Tanja se tornou como seu pai. Abandonou o cavalo de que gostava quando fez uma viagem com o marido (PVS). Nessa época, o cavalo foi vendido, e ela já não sabia aonde tinha ido parar. Estava sozinho, sem ela. Desse modo, Tanja poderia ter perdoado seu pai se conhecesse as leis espirituais. Mas naquela ocasião ela ainda não conseguia enxergar os contextos nem perdoar. Estava em sintonia com seu pai.

Era atormentada pelo sentimento de culpa, por ter deixado seu cavalo sozinho e por ele ter de viver sem ela. Esta era a expressão da mudança de direção (RW). Tanja não quis continuar assim e deixou de cavalgar. Mas continuou sonhando com seu cavalo.

Quando Tanja engravidou, aconteceu o inesperado. Seu marido chegou em casa, dizendo que precisava viajar a negócios. Tanja se sentiu abandonada, principalmente porque essas viagens se tornaram rotina, e ela viu que, por causa dos filhos, não poderia mudar a situação.

Antes de se tratar comigo, Tanja sofria de retenção de líquido quando o marido estava viajando. Quando ele voltava, sentia dores nos rins, sudorese noturna, precisava urinar com mais frequência, e a retenção de líquido sumia. Esse padrão se repetiu por anos, sempre que o marido viajava.

Apenas ao reconhecer, com a ajuda da terapia, que se comportara com o cavalo da mesma maneira que o marido com ela é que Tanja pôde perdoá-lo e a si mesma (CL). Dessa maneira, o Programa Especial com Significado Biológico pôde finalmente passar para a segunda fase, e os túbulos coletores renais puderam sarar. Tanja deixou de reter líquidos quando o marido viajava.

No período entre o choque de conflito com o marido (DHS) e a solução do conflito (CL), Tanja ainda se comportou como o pai e o marido. Deixou os filhos sozinhos, quando viajou para a Austrália com o marido por três semanas (PVS). Posteriormente, quando sua mãe se mudou para a Austrália, ela ainda sofreu outro choque de conflito (DHS). O significado desse choque e da respectiva constatação (deixei meus filhos sozinhos e viajei para a Austrália), ela só reconheceu através da terapia e depois de resolver o conflito com seu marido. Também nesse caso o conflito se resolveu por meio de um VZR (ver segunda CL no diagrama).

Com esse perdão, o pai teve a possibilidade de entender seu comportamento, de maneira aparentemente independente. Por vontade própria, pediu perdão à família depois de tanto tempo no exterior. Com isso, Tanja também pôde perdoar seu pai.

★★★★★

Capítulo 5

O RITUAL DO PERDÃO (VZR) — 12 PASSOS PARA O PERDÃO

No meu conflito por causa do livro e no exemplo de Tanja você já pôde ver a importância do perdão. Para poder trabalhar sistematicamente com a terapia, desenvolvi, além das leis espirituais, um ritual do perdão que vou lhes apresentar a seguir.

Você tem uma doença? Já descobriu qual o respectivo conflito a partir da tabela do doutor Hamer ou por si mesmo? Nesse caso, pode executar o ritual do perdão.

Ritual do perdão

Com base em nosso exemplo: "Você me deixou sozinha quando viajou".

1º passo:

Descubra o julgamento que fez do seu agressor.
"Você me deixou sozinha quando viajou."

Encontre a formulação exata, precisa e curta. Enfrente os seus sentimentos de raiva, aborrecimento, ódio, tristeza, decepção, desamparo, impotência e assim por diante.

Conte-os ao menos a uma pessoa que não tenha participado do conflito, para você se livrar do seu isolamento. Permita que o consolem. Você também pode escrever contando seu caso com sinceridade. Mas se escrever uma carta, não a envie.

2º passo:

Reconheça com quem, quando e por que você esteve, antes do seu agressor DHS, com o conteúdo do julgamento.

É necessária alguma prática para descobrir o acontecimento exato. Pode haver vários ou talvez um modelo básico seu.

Observação:

Note que não se trata, como erroneamente se pensa, de fazer exatamente o mesmo. Se você foi assaltado, não significa que tenha de assaltar alguém. Trata-se de como julgar o agressor. Pois isso também pode significar: "Você, agressor, me enganou" ou "Você, agressor, ultrapassou meus limites". Depende das palavras do seu julgamento, e você pode procurar por elas.

Anote todos os motivos que lhe ocorrerem para ter agido dessa maneira.

Deixei X (minha vítima) sozinha, quando viajei...
... porque precisava de um tempo para mim.

...

E outras tantas razões.

3º passo:

Use suas razões para perdoar seu agressor (estabeleça suas razões de maneira equivalente ao 2º passo).

Y (meu agressor), eu o perdoo por ter me deixado sozinha quando viajou...

... porque precisava de um tempo para si mesmo.

...

... E outras tantas razões.

Com essa prática do perdão, que recomendo muito, você aprenderá a conhecer melhor a si mesmo e aos outros. Anote todas as razões que lhe ocorrerem para ter agido como agiu, e depois perdoe. Pode muito bem haver de dez a trinta razões. Você ficará espantado ao descobrir por que agiu dessa maneira e o que seu comportamento tem a ver com seu "agressor", que com "amor incondicional" lhe mostra o Espelho.

Existem muitas possibilidades para você praticar o perdão. A mais eficaz e bela está no contato direto com a pessoa. Geralmente os sentimentos mais intensos são desencadeados de ambos os lados e sentidos pelas duas pessoas como muito libertadores. Mas às vezes o perdão em contato direto não é possível, de modo que você terá de optar por outras variantes. Por um lado, a pessoa em questão pode ter falecido ou estar em local desconhecido. Por outro, pode ser que ela não o compreenda ou ache seu perdão inadequado. Siga seus sentimentos para saber onde e como você pode sentir a maioria das emoções e conseguir o acesso mais fácil a essa pessoa. Talvez você queira perdoar num lugar comum, na igreja, junto do túmulo, durante a meditação, com uma fotografia ou determinado objeto. A coisa mais importante é que o perdão aconteça realmente dentro do seu coração.

Tente entender seu agressor observando a situação também do ponto de vista dele.

Tente se colocar no lugar da outra pessoa e entender por que ela agiu de determinada maneira. Veja a situação do ponto de vista dela. Tente ser compreensivo. Você pode fazer isso por escrito, numa carta, sem enviá-la. Por experiência própria, sei que tomamos consciência de mais coisas quando escrevemos em detalhes o que aconteceu. O trabalho vale a pena.

4º passo:

Reconheça seu agressor como Ajudante e que ele teve de agir assim para que você pudesse se curar.

Por meio dele você tem a possibilidade de transformar seu problema em desenvolvimento. Reconheça nele a parte divina e a oportunidade que ele lhe dá. Reconheça que ele apenas reflete o que você mesmo pode solucionar. Agradeça-lhe.

Por certo, é difícil fazer isso diretamente. É provável que a pessoa se admire com você. Em pensamento ou na carta não enviada, você deu um passo na direção correta.

No nosso exemplo:

Tanja pôde agradecer ao marido seu papel de Espelho. Ele a deixa sozinha, não porque não a ama, mas apenas porque precisa viajar. Ele só queria lhe mostrar o que ela não havia perdoado em si mesma. Como o fato de Tanja, na época, só ter feito uma viagem e deixado seu cavalo sozinho.

O marido agressor tinha um sentido divino, que era o de mostrar o que faltava à sua mulher.

5º passo:

Reconheça por que e como você se sentiu como vítima.

Senti-me abandonada quando Y (meu agressor) viajou...

... porque fiquei estressada.

...

E outras tantas razões.

6º passo:

Peça desculpas à sua vítima, tenha e demonstre compaixão e corrija seu comportamento, se necessário. Use as razões do 5º passo.

X (minha vítima), *sinto muito porque o coloquei nesta situação, o deixei sozinho ou o fiz sentir-se só quando viajei.*

Agora consigo sentir o que você sentiu.

Sinto muito se você ficou estressado.

Sinto muito...

Vou ajudá-lo...

Observação:

Talvez a melhor maneira de resolver um conflito seja resolvendo o relacionamento. É o que sentimos quando obtemos o perdão da vítima. Só às vezes essa possibilidade é inatingível. Nesse caso, o pedido de desculpas à vítima é o melhor passo para a própria cura. A vítima que não perdoa faz um novo julgamento e corre o risco de desencadear uma DHS.

> "Porque, se perdoardes aos homens as suas ofensas, também vosso Pai celeste vos perdoará. Se, porém, não perdoardes aos homens as suas ofensas, tampouco vosso Pai vos perdoará as vossas ofensas."
>
> Mateus (6, 14-15)

7º passo:

Peça à vítima que ela o perdoe (na meditação, em pensamentos, com sinceridade ou diretamente).

Talvez ela também possa fazer o exercício. Pode ser muito útil quando você lida diretamente com a pessoa. Principalmente quando você se sente culpado.

8º passo:

Perdoe a si mesmo.

Do Novo Testamento:
"Ama teu próximo como a ti mesmo."

Se o outro (seu agressor) age como você agiu, e se você conhecer outras pessoas que também agem assim e for capaz de perdoá-las, então poderá perdoar a si mesmo. Não se coloque acima dos outros, mas não se esqueça de si mesmo. Pois não foi dito: "Ama o próximo mais do que a ti mesmo." Saia do isolamento. Você não está sozinho com essa questão. Outras pessoas também são "agressoras" e "vítimas". Na verdade, todas também são amor incondicional. Parte delas é de agressores, e outra, de amor incondicional.

Através de diferentes técnicas, por exemplo, batendo suavemente nos pontos meridianos de energia (MET) ou em determinados pontos de acupuntura no corpo, ou ainda com o *wingwave* (estimulação bilateral dos hemisférios em combinação com a Programação Neurolinguística e um teste muscular cinesiológico), os sentimentos, a culpa e os dogmas podem ser resolvidos em pouco tempo. Enquanto você se sentir culpado, pode receber a ajuda de um agressor com amor incondicional.

9º passo:

Reconheça que você também foi um Ajudante divino para sua vítima.

Sua vítima também teve a oportunidade de reconhecer algo e se desenvolver. O que ela pode reconhecer depende do julgamento que fez a seu respeito.

10º passo:

Se ainda precisar, diga a seu agressor para lhe pedir desculpas por não ter demonstrado compaixão. Você também pode deixar-se consolar.

Dessa maneira, você também ajudará essa pessoa a sair do ciclo da doença, do perigo de uma DHS e do processo de causa e efeito.

11º passo:
Perguntas da vítima e do agressor

O que a vítima quer/quis de você?
Com certeza meu cavalo quis que eu ficasse junto dele.

O que você quer/quis do seu agressor?
Quero que você, marido, fique em casa comigo e com as crianças.

O que o seu agressor quer/quis de você?
Meu marido quis que eu o deixasse partir em paz para suas viagens de negócios e me sentisse bem com isso.

O que você quer/quis da sua vítima?
Também quis que o meu cavalo me deixasse partir em paz e ficasse bem. Agora consigo entender isso. Meus cavalos precisam de mim, faço bem a eles. Reconheci que me concentrei demais no meu marido. Não vivi mais o que ainda está em mim.

Pense em uma solução possível para o seu problema. Seja realista e tenha compaixão.

Reconheço que meu marido precisa fazer seu trabalho, isto é, nesse caso, viajar a trabalho. Com quem poderia fazer alguma coisa? Adoro os cavalos e deles me afastei. Obrigada, marido, por me ter mostrado meu caminho.

Observação:

Para muitas pessoas, basta o conhecimento. Outras têm de se dedicar aos cavalos e outras ainda talvez tenham realmente de se separar do marido para se curarem. Mas é importante que você se dê um tempo, que entenda e elabore tudo. Caso contrário, poderá incorrer em ações precipitadas que, em última análise, não levarão à solução.

12º passo:

Reconheça quem você julgou.

Volte à sua infância. Talvez o seu "agressor" lhe permita reconhecer quais relacionamentos mal resolvidos ainda restam dessa época. Talvez seu agressor desperte em você os mesmos sentimentos da infância, para que você possa reconhecer o sofrimento que não elaborou?

Reconheça quais dogmas você desenvolveu por causa disso.

Dogma: sempre serei abandonada.

Tente lembrar se demonstrou seus sentimentos nessa época. Conseguiu demonstrar como estava realmente se sentindo? Não só a sua raiva, o seu aborrecimento e a sua falta de compreensão, mas também a sua infinita tristeza ou medo?

Se necessário, esclareça seu relacionamento pessoalmente ou no plano energético. Ponha os seus impulsos estagnados em andamento, para que se desfaçam os bloqueios energéticos no seu corpo.

Reconheço que me senti abandonada por meu pai. A partir disso, desenvolvi o dogma: "Sempre serei abandonada", o que sempre se refletia externamente. Nesse meio-tempo, também deixei os outros sozinhos (cavalo/filhos). Posso perdoar o meu pai.

Posso agradecer outra vez a meu marido, que me mostrou a mágoa que eu ainda não tinha elaborado com meu pai, o julgamento que fazia dele e meu dogma a partir de então.

Reconheça: estou em sintonia com o tema do julgamento. Vivi ambos os lados.

Senti-me abandonada e abandonei os outros.

A partir disso, pude reconhecer que não sou diferente dos demais.

Reconheça que o "mal" não existe. Existe o amor incondicional. E há um retorno das nossas ações, que podem ter sido realmente más.

Perdoo meu marido agressor e consigo reconhecê-lo como meu remédio do "amor incondicional". Agradeço-lhe.

Reconheça qual impulso você conteve desde que foi agressor, pois esse impulso lhe mostra seu agressor no amor incondicional.

Em seguida, preste atenção quando quiser ser como o seu agressor, para poder perdoá-lo.

Entendi que contive o impulso "de deixar os outros sozinhos" porque não consegui me perdoar. Isso tornou minha vida muito monótona. Daqui em diante, sempre tentarei perceber quando quero ser como o meu marido, para que eu possa perdoar seu comportamento ("você me deixa sozinha"). Reconheço que vou cuidar mais de mim mesma, o que implica, obrigatoriamente, deixar os outros sozinhos.

Observação:

Se alguém lhe pedir desculpas, execute o ritual do perdão e siga as seguintes sentenças do Novo Testamento para que você também possa sair do ciclo da doença/do Programa Especial com Significado Espiritual e do perigo de uma DHS.

Perdoar não significa ter de suportar tudo. Você pode e deve estabelecer seus limites, não precisa aguentar tudo. Depois, veja o que aprendeu com isso e qual será o seu próximo passo.

Quero enfatizar que não devemos tolerar muitas das coisas aparentemente negativas que nos fizeram. Elas servem somente ao reconhecimento. Tampouco quero prestigiar um agressor. Só quero que você também veja o outro lado. Trata-se da sua cura.

Este exercício não substitui o médico nem o terapeuta, mas pode ajudá-lo a preparar-se bem e resolver previamente as situações e contribuir para o seu bem-estar.

Note que, ao fazer este ritual do perdão, você poderá resolver um ou mais conflitos, o que pode desencadear programas especiais com significado biológico. Conforme o tipo de tecido, esses programas podem levar a diferentes sintomas de cura, a serem acompanhados clinicamente. Por isso, escolha de preferência um terapeuta que conheça as cinco leis biológicas da natureza e, se possível, as leis espirituais.

Teste se você perdoou de verdade. Não perdoe somente com a razão. Desculpe profundamente, de modo que possa sentir o perdão no seu coração, em todo o seu corpo e na sua alma.

Uma ferida sempre tem de ser limpa profundamente para que possa sarar.

> "Porque, se perdoardes aos homens as suas ofensas, também vosso Pai celeste vos perdoará; se, porém, não perdoardes aos homens as suas ofensas, tampouco vosso Pai vos perdoará as vossas ofensas."
>
> Mateus (6, 14-15)

> "Assim também meu Pai celeste vos fará, se do íntimo não perdoardes cada um a seu irmão."
>
> Mateus (18, 35)

> "Se teu irmão pecar contra ti, repreende-o; se ele se arrepender, perdoa-lhe.

Se, por sete vezes no dia, pecar contra ti e, sete vezes, vier ter contigo, dizendo: Estou arrependido, perdoa-lhe."

Lucas (17, 3-4)

★★★★★

Capítulo 6

A ESPIRAL DA COMPLICAÇÃO E DO DESENVOLVIMENTO

Quando você executa um ritual do perdão, lida não apenas com um único conflito, mas toca em vários outros, tanto seus como de outras pessoas. Isto é, através do perdão, você libera uma reação em cadeia para todas as pessoas que estiveram envolvidas no seu conflito, e, assim, também muda o seu entorno. Mas não é só isso, pois você muda profundamente. Quando você perdoa determinado comportamento e muda, em geral forma um futuro mais isento de conflitos do que se não tivesse perdoado. Você se liberta das complicações da sua vida até o momento.

Quando nascemos e nos esquecemos de onde viemos — do amor incondicional, do "reino de Deus" —, e não vivemos o amor, começamos a "criar problema" em nossa vida. As vivências com nossas avaliações, nossos julgamentos, nossas condições e o nosso sofrimento nos colocam numa espécie de espiral da complicação, até que um dia tudo se torna um grande problema. Esse é o momento em que ocorrem a doença, a dor e o sofrimento.

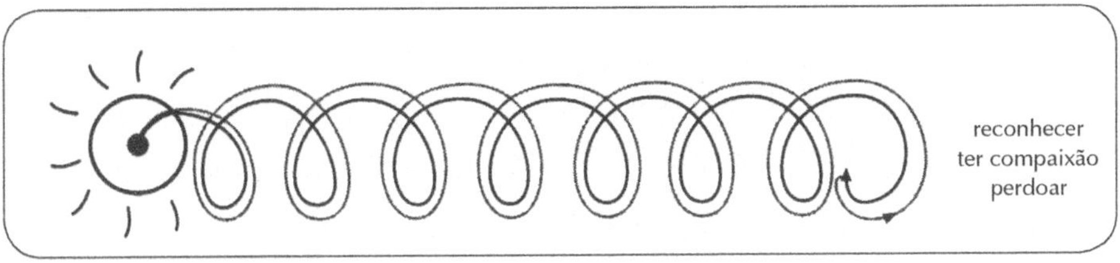

A espiral da complicação e do desenvolvimento

Nesse momento, precisamos nos "descomplicar". Para isso, nosso agressor é o nosso Ajudante. O amor incondicional atua através dele, e com sua ajuda temos a oportunidade de solucionar nossa complicação.

Com o ritual do perdão, podemos nos "descomplicar" até voltarmos ao amor incondicional — ao "reino de Deus", ao paraíso, ao estado de cura.

Quando você realiza o trabalho do perdão, percebe cada vez mais a complicação em que se encontrava antes e como é bom livrar-se dela. Consegue entender sua vida, a si mesmo e seus semelhantes. Se viver o amor incondicional, pode constatar a própria cura e mudar sua vida positivamente.

★★★★★

Capítulo 7

EXEMPLOS DE CASOS

Quero chamar a atenção para o fato de que, embora as descrições dos casos usem as cinco leis biológicas da natureza e a tabela do doutor Hamer para esclarecer os contextos, não serão elas a esclarecê-los. Por isso, muitas vezes, aspectos dos conhecimentos do doutor Hamer são apenas indicados. De modo algum devem ser modificados. No caso da descrição dos casos, trata-se de um aspecto adicional, da compreensão dos contextos espirituais, isto é, dos princípios espirituais.

Exemplos de rituais de perdão

Ritual do perdão de Ruth

Dados pessoais: Ruth, 55 anos, destra

Sintomas e anamnese:

Fazia cerca de um ano e meio que Ruth sentia dores fortes na coxa direita. Começaram subitamente, e ela foi ao médico, que deu o diagnóstico de "suspeita de ruptura da fibra muscular" e a encaminhou para um ortopedista. Contudo, o ortopedista suspeitou de uma trombose e, por sua vez, encaminhou-a imediatamente a um especialista vascular. Este fez um exame de ultrassom que nada revelou. Por precaução, receitou dez injeções contra trombose. Infelizmente, não houve mudança no quadro. As dores eram intermitentes, mas, quando surgiam, eram muito intensas.

Ruth e eu procuramos juntas o conflito que poderia estar por trás dos sintomas. De acordo com a tabela do doutor Hamer, imaginei o seguinte conteúdo: por ela ser destra, o conflito devia estar relacionado a seu parceiro, pois se tratava da sua coxa direita.

Conteúdo do conflito:

Não conseguir fazer ou suportar algo.

Ruth não conseguia impor suas opiniões ao marido. Ele tomava as decisões por ela.

Então Ruth executou o ritual do perdão abaixo.

1º passo:

Descubra o julgamento que fez do seu agressor.

Julgamento sobre meu marido: você toma as decisões por mim.

2º passo:

Reconheça com quem, quando e por que foi agressora com o mesmo conteúdo do julgamento.

Em que ocasião tomei uma decisão no lugar de outra pessoa, desagradando-a e sentindo-me mal?

Há cerca de três anos um colega começou a me paquerar. Achei-o simpático, mas tomei a decisão por ele de que não haveria contato. Isso o feriu, e fiquei com a consciência pesada.

Tomei a decisão por ele:
... porque sou casada.
... porque tive de ser mais forte; ele era fraco demais.

3º passo:

Use suas razões para perdoar seu agressor.

Marido, eu o perdoo por ter tomado as decisões por mim.
... porque somos casados.
... porque você sempre tem de ser o mais forte; sou fraca demais.

Agora que conheço os meus motivos (tomei a decisão pelo meu colega), posso perdoar o meu marido. Descobri quais foram os motivos de ele tomar as decisões no meu lugar até agora.

4º passo:

Reconheça o seu agressor como Ajudante e que ele precisava agir dessa maneira para você poder se curar.

Marido, eu o perdoo e agradeço seu espelho. Agradeço ter me mostrado onde me desviei do caminho. Foi bom ter me sentido culpada por ter tomado a decisão por meu colega de que não teríamos mais contato, embora ele ainda tivesse um forte sentimento por mim. Você me mostrou que é importante eu me perdoar por isso e, ao mesmo tempo, ter compaixão pelo meu colega.

5º passo:

Reconheça por que e como se sentiu como vítima...

Não posso manifestar minhas opiniões...

... porque sou fraca demais.

... porque, segundo o clichê, o marido sempre tem a última palavra.

... porque não posso demonstrar meus sentimentos diante do meu marido.

6º passo:

Peça desculpas à sua vítima, demonstre compaixão e corrija seu comportamento, se necessário. Use as razões do 5º passo.

Colega, sinto muito por ter tomado a decisão por você. Agora consigo perceber como você deve ter se sentido.

- Sinto muito por você ser tão fraco.
- Sinto muito que você pense que as mulheres sempre têm a última palavra.
- Sinto muito por você não poder demonstrar os seus sentimentos por mim quando se trata de defender as suas opiniões.

Por meio desse exercício, ocorreu-me que antes eu havia apreciado a característica do meu marido de sempre querer decidir as coisas por mim. Depois de eu ter tido o mesmo comportamento com meu colega e ter me sentido mal por isso, essa característica do meu marido me perturbou sem que eu reconhecesse a relação entre o seu comportamento e o meu.

Então, consegui perceber o que meu colega sentiu com a minha decisão. Além disso, durante o exercício, chamou-me a atenção o fato de meu colega ter tido os mesmos sentimentos e opiniões que eu. É surpreendente que ele tenha se sentido realmente fraco diante de mim. Ele, que também é casado, tem uma esposa dominante e acha que as mulheres sempre têm a última palavra. E nunca conseguiu demonstrar seus sentimentos por mim.

7º passo:

Peça à sua vítima que ela o perdoe.

Em pensamento, pedi que meu colega me perdoasse. É claro que pessoalmente teria sido melhor, mas para isso me faltou coragem.

8º passo:

Perdoe a si mesmo.

Batendo suavemente nos pontos meridianos de energia, consegui me perdoar por ter tomado a decisão no lugar do meu colega.

9º passo:

Reconheça que você também foi um Ajudante divino para sua vítima.

Reconheço que meu marido me ajudou. Ele me mostrou que eu me sentia culpada diante do meu colega porque havia tomado uma decisão por ele. E magoei meu colega. Em parte, não tive nenhuma compaixão por ele.

Assim como meu marido me ajudou, ajudei meu colega a reconhecer algo. O que exatamente ele reconheceu depende do julgamento que fez a meu respeito. Também fui uma bênção para que ele pudesse reconhecer e dar o próximo passo.

10º passo:

Se ainda precisar, diga a seu agressor para lhe pedir desculpas por não ter demonstrado compaixão. Você também pode deixar-se consolar.

Não precisei de desculpas. Pedi a meu marido que tomasse as decisões junto comigo.

11º passo:

Perguntas da vítima e do agressor

O que a vítima quer/quis de você?
Meu colega quis contato intenso e até sexual comigo.

O que você quer/quis do seu agressor?

Quero contato mais intenso com meu marido, inclusive sexual.

O que o seu agressor quer/quis de você?
Meu marido não quer falar de sexo comigo.

O que você quer/quis da sua vítima?
Quero que meu colega não fale mais de sexo comigo.

Pense em uma solução possível. Seja realista e tenha compaixão.
Depois de executar esse 11º passo, precisei buscar uma solução.

Agradeço ao meu colega porque, graças ao seu comportamento, reconheci que em casa, com meu marido, eu também deveria tomar uma decisão no que se refere ao sexo.

12º passo:

Reconheça quem você julgou.
Na infância, vivi situações semelhantes com meus pais. Eles simplesmente tomavam decisões por mim, com as quais eu não estava de acordo. Além disso, eu me sentia muito fraca, pensava que eles sempre tinham a última palavra e que eu não podia demonstrar meus sentimentos, exatamente como com meu marido. Obrigada, marido, por ter me mostrado o julgamento que fiz de meus pais, o que neles não perdoei e o que ainda tenho de elaborar a partir da infância.

Descubra quais dogmas desenvolveu por causa disso.
Dogmas que criei por causa do meu pai:
Tenho de ser perfeita.

Tenho sempre de mostrar o máximo desempenho.

O homem é quem decide em casa.

Foi exatamente assim que transcorreu minha vida. Consegui solucionar esses dogmas batendo suavemente nos pontos meridianos de energia.

Reconheça:

Estou em sintonia com o tema do julgamento. Vivi ambos os lados.

Estou em sintonia com o tema do julgamento: "Você toma as decisões por mim". Vivenciei os dois lados. Primeiro as decisões foram tomadas por meu pai e meu marido, contrariando-me; depois, fui eu quem tomou a decisão por meu colega, contrariando-o. Perdoo meu pai, meu marido, meu colega e a mim mesma. Reconheço meu pai, meu marido e meu colega como o remédio do amor incondicional e agradeço o comportamento de cada um.

Depois de executar esse ritual do perdão, na manhã seguinte já não tinha dores na coxa, e assim permaneci. Apenas às vezes, quando adio decisões, minha Ajudante "coxa" se manifesta com uma dor para que eu encontre uma solução. Assim que tomo uma decisão, a dor desaparece de imediato.

Depois do ritual do perdão, decidi ir a um *sex shop* para comprar um brinquedinho e incrementar "o dever conjugal".

Ainda tive dores na perna algumas vezes. O tipo de dor e os problemas eram quase sempre os mesmos; tive de aguentar firme. Se deixasse alguma coisa me oprimir ou perturbar no trabalho, minha perna doía. O mesmo aconteceu quando fiquei com a consciência pesada por causa do meu colega.

Sempre que me vejo obrigada a dizer o que realmente quero (mas não o faço), minha perna dói. Continuei aprendendo, e as dores foram diminuindo. Até que sumiram totalmente.

Numa das últimas palestras sobre o tema "tomar decisões pelos outros", constatou-se que Ruth ainda não havia se perdoado completamente por ter tomado a decisão pelo colega. Só tinha conseguido se perdoar porque na infância e com o marido...

... foi fraca demais.

... acreditou que os pais/o marido tinham a última palavra.

... não conseguiu manifestar seus sentimentos.

★★★★★

Ritual do perdão de Marianne

Dados pessoais: Marianne, 41 anos, destra

Com Marianne, não se trata originalmente de um sintoma físico, como no caso de Ruth, mas de um estupro e dos problemas decorrentes que teve com seus semelhantes. O ritual do perdão a seguir descreve o acontecimento até o perdão.

Meu problema:

Aos 20 anos, fui estuprada pelo meu primeiro marido. Em virtude disso, perdi a autoconfiança e a autoestima. Praticava pouco sexo. Até hoje, meu comportamento com os homens é de distanciamento. Por exemplo, não gosto de cumprimentá-los com beijos nem abraços.

Minha crença:

- Nenhum homem presta. Meu segundo marido me perguntou por que detesto todos os homens.
- Meus filhos não me levam a sério.
- Sou desprezada por todos.
- Não obtenho reconhecimento pelos meus desempenhos.
- Não consigo estabelecer limites.
- Os outros me acham rígida, distante e perfeccionista.

1º passo:

Descubra o julgamento que fez do seu agressor.

Julgamentos sobre meu primeiro marido: você ultrapassou meus limites, foi egoísta, me ofendeu e não me reconheceu.

Olá, primeiro marido!

Será que você sabe todo o mal que me fez em cinco anos de casamento? Acho que nem percebeu. Você é tão vaidoso, orgulhoso e apaixonado por si mesmo que nem percebeu como sofri. Não conseguiu entender minha recusa total, e eu não consegui tocar no assunto. Precisei de vinte anos para conseguir falar sobre isso. Você me obrigou a fazer coisas para as quais eu ainda não estava preparada. Você me feriu — não só fisicamente. Lembra-se do que aconteceu uma semana antes do nosso casamento? Não faz ideia? Sério? Não é verdade. Quando uma mulher grita, esperneia e recusa-se a fazer sexo, e depois fica machucada e sangra, a isso chamamos de estupro. Mas você não faz esse tipo de coisa! Você, seu filho da mãe, fez isso. E repetiu coisas semelhantes. Fiquei enojada. Você fedia. Deixou-me sem ar e achei que fosse sufocar. Queria tê-lo dilacerado. E nunca mais voltar a tocá-lo ou beijá-lo. Só queria fugir correndo — para bem longe!

Nessa ocasião, precisava do seu apoio e do seu amor. Minha mãe tinha acabado de falecer e meu pai estava doente, isso sem falar da minha avó. E o que recebi de você? Você queria me espancar — me deixar "roxa", conforme você mesmo disse. Foi com sorte e ameaças que consegui dissuadi-lo. E seus ataques sexuais se repetiram. Infelizmente, não tive coragem nem força para denunciá-lo. Hoje sei que errei. Mas vinte anos depois fiquei mais esperta — e, principalmente, bem longe de tudo isso. Espero nunca mais encontrá-lo na vida!

Marianne

2º passo:

Reconheça com quem, quando e por que você foi agressor com o conteúdo do julgamento.

Quando eu tinha 17 anos e minha mãe estava à beira da morte, desobedeci a meu pai e saí para passear no dia 31 de dezembro. Fui egoísta por deixá-lo sozinho com suas preocupações e não lhe dar valor...

... porque achava normal que ele cuidasse da minha mãe.

... porque não queria aceitar seus limites.

... porque precisava de um pouco de distração, visto que estava estressada.

... porque queria reprimir algo por algumas horas.

3º passo:

Use suas razões para perdoar seu agressor.

Primeiro marido, eu o perdoo por ter ultrapassado meus limites, por ter sido egoísta, ter me ofendido e não me ter reconhecido...

... porque achava isso normal.
... porque não quis aceitar os meus limites.
... porque precisava de um pouco de distração, visto que estava estressado.
... porque queria reprimir algo por algumas horas.

Tente entender o seu agressor observando a situação também a partir do ponto de vista dele.

Olá, primeiro marido! (escrito só para mim mesma)

Estou me esforçando para entendê-lo. Provavelmente você tem uma percepção bem diferente daquela das outras pessoas. Nem se deu conta do que fez. Tampouco aprendeu a aceitar limites e não ultrapassá-los. Azar seu. Pois, para conhecer verdadeiros amigos e o amor, também precisamos conhecer os limites da alegria e aceitá-los. Talvez você ainda não tenha aprendido a conhecer nenhuma das coisas. Reflita sobre isso. Não existem apenas você e os seus desejos.

Marianne

4º passo:

Reconheça seu agressor como Ajudante e que ele teve de agir assim para que você pudesse se curar.

Olá, primeiro marido!

Hoje quero agradecer a você por ter me mostrado que eu mesma ultrapassei os meus limites. Em algum momento, quando cuidava da minha família, deixei de cuidar de mim mesma e ultrapassei os meus limites. Você refletiu esse erro para mim, isto é, o revelou. Obrigada. Pois agora posso trabalhar o problema em mim mesma e me perdoar.

Além disso, você me levou até minha ferida com meu pai. Ele não reconhecera minhas capacidades, e por causa dele, acreditei que não valia nada. Você me colocou em contato com os meus sentimentos da infância para que eu pudesse ver o que não elaborei até hoje e quais dogmas isso gerou. Você me mostrou o que não perdoei em mim. Até então, eu não tinha me perdoado por ter saído no dia 31 de dezembro quando minha mãe estava à beira da morte.

Obrigada por ter me mostrado isso.

Marianne

5º passo:

Reconheça por que e como se sentiu como vítima.

- Senti-me desamparada porque não podia me defender de você.
- Não me senti valorizada porque você não respeitou os meus desejos e limites.
- Senti-me desamparada porque você foi muito egoísta.

6º passo:

Peça desculpas à sua vítima, demonstre compaixão e corrija seu comportamento, se necessário. Use as razões do 5º passo.

Pai,

sinto muito por ter ultrapassado os seus limites, por ter sido egoísta e não lhe ter dado valor. Agora sei como você deve ter se sentido.

Sinto muito por você ter se sentido desamparado porque não conseguiu se impor.

Sinto muito por não ter se sentido reconhecido porque não respeitei os seus desejos e limites.

Sinto muito por ter se sentido impotente devido ao meu egoísmo.

7º passo:

Peça à sua vítima que ela o perdoe.

Querida mãe, querido pai, por favor me perdoem. Sinto muito, de todo coração.

8º passo:

Perdoe a si mesmo.

Querido eu, por favor, me perdoe. Cometi erros humanos. Sinto muito. Reconheço que as outras pessoas também os cometem. Não preciso me sentir culpada. Somos todos iguais.

9º passo:

Reconheça que você também foi um Ajudante divino para sua vítima.

Pai, quando fui egoísta, mostrei-lhe que alguma coisa da sua infância ainda não havia sido esclarecida, tal como quando não reconheci as suas realizações.

Mãe, quando a magoei, isso foi uma indicação para você e a vovó.

10º passo:

Se ainda precisar, diga a seu agressor para lhe pedir desculpas por não ter demonstrado compaixão. Você também pode deixar-se consolar.

Só posso dar esse passo em pensamento, pois não quero ver meu ex-marido nunca mais.

11º passo:

Perguntas da vítima e do agressor

O que a vítima quer/quis de você?
Meu pai quis que eu realizasse seus desejos, o compreendesse e respeitasse os seus limites.

O que você quer/quis do seu agressor?
Quis que meu primeiro marido me compreendesse e respeitasse os meus limites.

O que o seu agressor quer/quis de você?
Meu primeiro marido quis que eu me curvasse aos seus desejos.

O que você quer/quis da sua vítima?
Meu pai deveria se curvar aos meus desejos.

Pense em uma solução possível para o seu problema. Seja realista e tenha compaixão.
Vejo que o meu primeiro marido também "só" quis impor seus desejos. Quis alegria e divertimento — da mesma forma que eu naquele dia 31 de dezembro.

12º passo:

Reconheça quem você julgou.

Fiz julgamento semelhante sobre meu pai.

Além disso, voltei a realizar o ritual do perdão com meu pai.

Passos 1a — 11a

Passo 1a:

Identifique o julgamento que fez do seu agressor.

Julgamentos sobre meu pai:

Você é egoísta. Não reconhece ninguém. Ofende. Tende à agressividade. Provoca.

Olá, pai!

Depois de tantos anos ainda não me libertei de tudo. Nem sei por onde começar. Já quando criança, raras vezes vi você agir corretamente. Nem sequer notava que eu estava ali. A não ser quando se tratava da minha música, aí, sim, você participava. Eu devia viver o seu sonho. Você me cobria de palavrões, como vagabunda, cadela vadia, vaca imbecil... Por quê??? Uma garota não é uma vagabunda porque tem um pôster da banda Smokie na parede! O primeiro homem com quem transei foi Thomas, e com ele me casei. Nunca lhe dei motivo para essas manifestações.

Só percebi quão pouco você me conhecia quando minha mãe estava à beira da morte. Você ainda se lembra de que me enviou para a escola profissionalizante quando fiquei abatida devido à pressão? Na sua opinião, eu queria fugir do trabalho. Como se algum dia eu tivesse precisado disso! Com meus boletins você só podia sonhar. Até hoje não sei como cheguei à escola. Na estação de trem, os passantes falavam comigo, dispostos a ajudar. Eu devia ir para casa — que ironia, pois tinha sido "expulsa" de lá. Da escola profissionalizante fui imediatamente levada para casa, e o médico me tranquilizou. Pena de você? Ha, ha, ha. Recebi xingamentos. Como se eu tivesse caído de propósito. Mas sou forte — vou conseguir! Mesmo que você sempre seja injusto e rude comigo. No dia 31 de dezembro, você acabou comigo porque fui festejar com Thomas, embora mamãe estivesse à beira da morte. Disse que eu era egoísta, pois, numa hora dessas, não deveríamos festejar. Eu tinha 17 anos! Festejar era fugir de tudo. Mas por que subitamente você mostraria compreensão?

Você nunca a teve! Isso já tinha ficado claro antes, quando tive pneumonia e você não podia deixar de fumar na minha presença. Não importava quanto eu tossisse. Depois de tudo isso, você ficou surpreso quando fiz minhas malas e saí de casa aos 18 anos. Eu odiava as inúmeras agressões, por exemplo, quando eu me abrigava no banheiro para chorar e você abria a porta com violência.

A sua indiferença por mim me magoou. Você nunca me perguntou como havia sido o meu dia ou a escola. Quando eu dizia, mesmo que você não tivesse perguntado, a resposta não lhe interessava. Eu parava de falar no meio da frase e você nem notava. Às vezes também respondia besteira, e você não esboçava nenhuma reação. Quando saí de casa, pelo menos deixei de temer que um cinzeiro ou algo semelhante voasse na minha direção e eu tivesse de me esquivar para não ser atingida. Você sabe quantas vezes chorei e desejei ter outro pai? Um pai compreensivo e amoroso, que me levasse a sério, se interessasse por mim, se divertisse comigo e com a mamãe. Você pode imaginar como me senti sozinha, abandonada e mal-amada como criança por causa desse tratamento? Minha autoconsciência e principalmente minha autoestima eram baixíssimas. Minha mãe sempre se esforçou, sempre esteve ao meu lado e era tudo para mim. Mas o que ela construía na frente, você derrubava atrás. Você sabe também que nunca me achou bonita? As crianças na escola também não. Debochavam do meu nariz. Eu economizava cada centavo que ganhava para fazer uma cirurgia. Você era contra, dizia que "temos de viver com a nossa aparência". Claro, sei disso. Mesmo agora, trinta anos depois.

Naquela ocasião eu precisava de compreensão e de amor, que recebia da minha mãe, mas e de você?

Para minha felicidade, tinha aptidão musical. Dessa maneira, pude ter outras impressões e mais autoconsciência. Pois, na orquestra e nas viagens, pude me desenvolver sem os seus xingamentos sem motivo.

Logo ficou claro que eu tinha alguma capacidade; caso contrário, não teria passado tão depressa para a primeira orquestra. De longe, era a mais nova de todos. Além disso, meus dias de música de câmara sempre eram o máximo. Só que você nunca quis acreditar que eu sabia cantar bem. Pelo menos na sua opinião, eu não era digna de estímulo. Pena, porque isso me fez começar muito tarde com a formação correta. Eu poderia ter-me saído muito bem, só que já era tarde. Somente quando me apresentei é que você me propôs o curso de formação — até então, eu não era digna de estímulo!

Até hoje não me sinto bonita nem atraente. Durante muitos anos, pensei que, com a minha aparência, devia ficar contente se arranjasse um marido. Então percebi que outros homens além de Thomas se interessavam por mim. Portanto, não devia ser tão feia assim! Esse foi um dos pontos que me ajudaram a mudar. Agora você sabe quanto eu era triste e desesperada quando criança. Pena que nunca se esforçou para conhecer realmente a sua filha. Talvez nos déssemos melhor e eu não precisasse ter sempre de me defender, embora não houvesse nenhum motivo para queixas de sua parte. Se você tivesse entendido isso, muita coisa nos teria sido poupada.

Marianne

Passo 2a:

Reconheça com quem, quando e por que foi agressora com o conteúdo do julgamento.

Até então, eu ainda não havia me perdoado:

- Ultrapassei meus limites quando cuidei dos membros da minha família até a morte porque não tinha ninguém que me consolasse e acolhesse.
- Fui egoísta ao sair para comemorar a virada do ano, embora minha mãe estivesse à beira da morte e porque meu pai estava só e estressado.
- Não me respeitei, mesmo tendo um bom desempenho, porque acreditava que não tinha valor.
- Magoei minha mãe ao me irritar porque ela não parava de me fazer perguntas.
- Ultrapassei os limites dos meus pais quando não quis obedecer quando criança, porque meu pai sempre determinava tudo e eu não queria aceitar os limites.

Passo 3a:

Use suas razões para perdoar seu agressor.

Pai, eu o perdoo por ter ultrapassado meus limites, pois você não tinha quem o consolasse.

Pai, eu o perdoo por você ter sido egoísta quando eu estava sozinha e estressada.

Pai, eu lhe perdoo o fato de não ter se respeitado, pois acreditava que não tinha valor.

Pai, eu o perdoo por ter me ofendido porque eu não parava de fazer perguntas.

Pai, eu o perdoo por ter ultrapassado os meus limites porque eu queria determinar tudo e não queria aceitar os seus limites.

Tente entender o seu agressor observando a situação também do ponto de vista dele.

Oi, pai!

Há muito tempo tento entender o seu comportamento na época. Sei que no fundo você era bom, mas apenas raramente o demonstrava. Penso que muita coisa provém da sua infância. Quando você contou que sua irmã o perseguiu pela escadaria com um chicote e o seu irmão arremessou uma faca contra você, me senti muito mal. As cicatrizes no seu corpo falam por si. Fiquei com pena. Com certeza você não podia ser fraco nem chorar, não é verdade? Creio que foi nessa época que você fechou o seu coração. Pena que nunca mais o abriu! Pois, nesse caso, teria percebido que esposa e filha amorosas você tinha. Assim, você e a mamãe poderiam, juntos, ter enfrentado a vovó, que contribuiu para que você se tornasse cada vez mais duro. Sei que você nunca foi bom o bastante e ela o atormentou (como a todos nós). Pena que entendemos muitas coisas somente depois de muito tempo e, sobretudo, recebendo ajuda.

Graças às leis espirituais, agora consigo entender por que você era assim. Certamente fez julgamentos semelhantes dos seus pais e irmãos, assim como hoje julgo você. Por isso, desenvolveu esse comportamento. Agora consigo compreendê-lo.

Marianne

Passo 4a:

Reconheça o seu agressor como Ajudante e que ele teve de agir assim para que você pudesse se curar.

Olá, pai!

Hoje quero lhe agradecer. Graças às leis espirituais, aprendi que toda causa tem um efeito. Antes de você ter me tratado assim e eu ter sofrido tanto, eu já devia ter sido agressora uma vez. Em todo caso, eu o tratei de modo semelhante. Pois sem causa não há efeito. E eu provavelmente não me perdoei — nesta vida ou em outra anterior. Quis fazer essa experiência com você. De todo modo, você deve ter sido meu Ajudante. E por isso lhe agradeço.

Marianne

Passo 5a:

Reconheça por que e como você se sentiu como vítima.

(Com seu pai)

- Quando você ultrapassou meus limites, me senti abandonada.
- Senti-me desamparada quando você foi egoísta.
- Não me senti reconhecida porque você não fez nenhum elogio.
- Não me senti reconhecida porque você sempre me culpava injustamente e me agredia.
- Ficava ofendida quando você me cobria de palavrões.

Passo 6a:

Peça desculpas à sua vítima, tenha e demonstre compaixão e corrija seu comportamento, se necessário. Use as razões do 5º passo.

Pai,

sinto muito por ter ultrapassado os seus limites, por não ter feito nenhum elogio, por tê-lo culpado injustamente, por tê-lo ofendido e por ter sido egoísta. Agora sei como você deve ter se sentido.

Sinto muito que tenha se sentido abandonado porque ultrapassei os seus limites.

Sinto muito que tenha se sentido desamparado por causa do meu egoísmo.

Sinto muito que não tenha se sentido reconhecido porque não lhe fiz nenhum elogio.

Sinto muito que não tenha se sentido reconhecido porque o culpei injustamente e o agredi.

Sinto muito que tenha se ofendido porque o cobri de palavrões.

Se eu fiz algo assim, quero pedir desculpas. Sinto muito de todo coração.

Passo 7a:

Peça à sua vítima que ela o perdoe.

Pai e outras vítimas, por favor, perdoem as minhas ações.

Passo 8a:

Perdoe a si mesmo.

Caro eu, por favor, me perdoe. Cometi erros humanos. Sinto muito. Reconheço que os outros também são iguais a mim. Não preciso me sentir culpada. Somos todos iguais.

Passo 9a:

Reconheça que você também foi um Ajudante divino para a sua vítima.

Pai, quando fui egoísta, mostrei-lhe que alguma coisa na sua infância ainda não havia sido esclarecida, do mesmo modo como não reconheci as suas realizações.

Mãe, quando eu a ofendi, isso foi uma indicação para você e a vovó.

Sei que sou não apenas agressora, mas também Ajudante.

Passo 10a:

Diga a seu agressor para lhe pedir desculpas por não ter demonstrado compaixão. Você também pode deixar-se consolar.

Só posso dar este passo em pensamento, uma vez que papai está morto.

Passo 11a:

Perguntas da vítima e do agressor

O que a vítima quer/quis de você?
Meu pai quis que eu realizasse seus desejos e o compreendesse.

O que você quer/quis do seu agressor?
Quis que meu pai realizasse os meus desejos e me compreendesse.

O que o seu agressor quer/quis de você?
Meu pai quis reconhecimento e elogio por seu trabalho e seus serviços de transporte.

O que você quer/quis da sua vítima?
Quis reconhecimento e elogio pelo meu desempenho (escola e música).

Pense em uma solução possível para o seu problema. Seja realista e tenha compaixão.
Vejo que o meu pai, com a sua reação na mencionada noite do dia 31 de dezembro, quis me proteger, conscientemente ou não, do meu primeiro marido (na ocasião, ainda meu namorado).

Passo 12a:

Reconheça quais dogmas você desenvolveu por causa disso.

Meus dogmas:

Nenhum homem presta.

Não sou boa.

Não sou bonita nem desejável.

Preciso me dar por satisfeita se alguém ficar comigo.

Meus dogmas estavam escritos na minha testa. Quase todas as pessoas do meu ambiente se comportavam como conduzidas pela mão de Deus, correspondendo exatamente aos meus dogmas. Sobretudo meu pior agressor, meu primeiro marido, se comportou de acordo com os dogmas que eu havia formado na infância através do comportamento do meu pai e que carregava comigo desde então.

Eu mesma ajudei a criá-los. Mas agora já não preciso deles.

Reconheça: estou em sintonia com o tema do julgamento. Vivi ambos os lados.

Sim, vivi ambos os lados. Ultrapassei limites, fui egoísta e não reconheci os outros. E os meus limites foram ultrapassados, os outros foram egoístas comigo e não me reconheceram.

Além disso, perdoei meus filhos, meu marido e meu sogro, que foram meus Espelhos.

Eu mesma fiquei surpresa, porque o acontecimento da noite de 31 de dezembro foi muito difícil para meu pai. Sempre atribuí a culpa do caos na minha vida principalmente ao meu primeiro marido. Fiquei espantada ao perceber que o caos tinha começado muito antes.

Depois de resolver os "percalços" maiores sob a supervisão de Marion Kohn, toda a minha vida mudou. Já não precisava de uma amiga de muitos anos, cujo temperamento era bem difícil. Já não preciso aguentar xingamentos. Quando me afastei, ela voltou, mas com um comportamento bem diferente. Depois de 21 anos, voltei a pintar e a vender os meus quadros. Participei novamente de um coral, tirei a flauta transversal da caixa e vou cantar em musicais. A escola do meu filho me ofereceu trabalho. Nela estou montando um clube de música e cozinho toda semana com as crianças. Quando chego à escola, as crianças logo correm na minha direção e me contam as novidades. Sou um membro reconhecido do coro e tenho muitos amigos, inclusive homens. Todos me cumprimentam com carinho e entusiasmo. Ninguém mais me considera inacessível, rígida nem perfeita demais.

Meus próprios filhos estão se dando melhor uns com os outros, e quando peço alguma coisa, logo me obedecem. O relacionamento com meu segundo marido se tornou mais aberto e amoroso. Fazemos muito mais coisas do que antes. É como se eu e tudo ao meu redor tivesse despertado de uma estagnação. Há um ano eu não julgaria isso possível.

★★★★★

Ritual do perdão de Birgit

Dados pessoais: Birgit, 40 anos, canhota

Birgit é minha paciente e há cinco anos aprende no meu consultório a usar a prática do perdão. Faz questão de apresentar ao leitor sua história com o respectivo ritual. Por muito tempo não entendi por que era tão difícil ocorrer alguma melhora na vida de Birgit. No entanto, faz apenas dois meses que trabalhamos a quinta lei espiritual e a levamos em conta no ritual do perdão. Portanto, ela não apenas exercitou o perdão, mas também o ritual como um todo.

De maneira consciente, o caso de Birgit recebeu mais atenção que os outros e foi explicado com mais detalhes, visto que é um exemplo de como os resultados com as leis espirituais podem ser alcançados se elas forem usadas de maneira correta.

A história de Birgit com o ritual do perdão:

Há cinco anos cheguei ao consultório da naturopata Marion Kohn após dias e semanas sofrendo de depressão, complexo de inferioridade e um intenso ódio de mim mesma. Arranhava-me quando era rejeitada ou repelida e, no que se refere apenas ao contato com os homens, quando não podia rejeitar nem repelir alguém que se mostrasse fraco. Sentia-me bem em trajes esportivos que dissimulassem minha feminilidade. Tão logo meus cachos crescessem, eu os cortava bem curtos para deixar minha aparência mais masculina do que feminina. Não queria absolutamente parecer feminina. Nas sessões terapêuticas, elaboramos o fato de que, quando eu tinha entre 11 e 13 anos, sofri vários abusos sexuais, o que explicaria minha depressão e meu desejo de masculinidade. A relação entre a depressão e a masculinidade, bem como com os abusos sexuais na juventude, ficou clara graças ao estudo do doutor Hamer. No entanto, minha vida ainda era um completo caos, apesar de eu já ter reconhecido e perdoado muita coisa, além de ter utilizado a técnica de bater suavemente nos pontos meridianos de energia.

De maneira geral, o que mudou?

- A depressão que durava dias inteiros caiu de 100 para 50 por cento.
- A "assexualidade" se reduziu de 100 para 50 por cento.
- A autoagressão (arranhões) caiu pela metade.
- Os exercícios genéricos de perdão não deram muito certo.
- Porém, consegui solucionar muito bem meus bloqueios e minhas mágoas nos episódios de separação com o pai da minha filha, tanto que conseguimos manter uma relação descontraída, antes impensável. Além disso, compreendi muitas coisas.

Há um mês comecei a trabalhar com as cinco leis espirituais da doutora Kohn e a elaborar intensamente a minha infância. As leis são formuladas com precisão, ao contrário dos exercícios gerais de perdão. Isso teve um efeito radicalmente positivo sobre meus dogmas e meu comportamento.

Já de início quero indicar que todas as descrições das características da minha família baseiam-se em minhas sensações subjetivas.

Meu imenso ódio por mim mesma e meu complexo de inferioridade tiveram sua origem já antes do tema do abuso sexual, e dele tirei algumas "lições". Nasci de sete meses, e meu pai me "saudou" com a seguinte observação: "Parece uma bruxa vermelha, enrugada e com dedinhos amassados — dá vontade de devolvê-la".

Na casa dos meus pais, minha mãe dominava todos os aspectos da vida com muita competência. Tinha alegria de viver e queria muito ter um filho. Já meu pai era um sujeito silencioso e sensível, que escondia seus sentimentos, queria ter sua paz e se distraía com sua coleção de selos e a natureza. Acho que não queria ter filhos tão cedo. Eu achava meu pai frágil e sem perseverança. Quando criança, toda vez que lhe pedia alguma coisa a resposta era sempre a mesma, um "não". Depois que saí de casa, com cerca de 19 anos, como minha mãe, também queria logo um bebê. Ao engravidar do meu primeiro filho, três anos depois, meu pai apareceu com uma espinha escura na ponta do nariz, sempre inflamada e úmida. Logo me veio à cabeça a imagem de uma bruxa. Quando saí do hospital, meu pai apareceu à minha frente, assustando-me bastante. Ele havia operado a ponta do nariz, que ficara vermelho, rachado e enrugado. Eu não estava preparada para essa visão. Para mim, ele parecia mesmo uma bruxa.

Para que você possa entender melhor o ritual do perdão, gostaria de lhe apresentar minha "história" em detalhes.

Na época, eu tinha 12 anos, era magra e muito alta para a idade e tinha cabelos castanhos encaracolados, na altura dos ombros. Como todos os finais de semana, levava meia hora do ponto de bonde até o pomar. Em uma mercearia, comprei dois picolés de leite e saí feliz da vida tomando o sorvete. Era um dia muito quente, eu estava usando um vestido branco e florido, de alcinhas e com babado na cintura. Tinha ganhado essa roupa da minha tia e podia usá-la até minha prima ter idade suficiente para vesti-la. Por um momento, achei que não era vestido para uma criança, mas teimei em vestir. Portanto, fiquei parecendo mais velha do que realmente era. Como sempre, os carros passavam voando por mim, e eu mal os percebia, pois estava entretida com meu sorvete e caminhava cantando pela estrada. De repente, um carro parou cinco metros à minha frente. Quando o motorista me perguntou da janela se eu queria uma carona, não vi maldade. Olhei em volta, para ver se era mesmo comigo que estava falando, mas só havia eu na estrada. Atravessei e parei diante do carro. Ele abriu a porta e perguntou para onde eu queria ir. "Para o pomar da casa dos meus pais. Não é longe, no máximo cinco minutos de carro. Logo adiante, atrás do viaduto."

Entrei e me sentei no banco do passageiro. O homem tinha cabelos escuros e usava bigode. Pareceu-me grande e forte, o que fez com que me sentisse muito pequena. Durante a viagem, olhou várias vezes para mim, causando-me mal-estar. Não conversamos. Segurei meu picolé com firmeza e senti como se estivesse sendo prensada de cima a baixo e amarrada dos lados. Tinha a sensação de encolher cada vez mais diante de sua figura que crescia e escurecia sem parar. Uma tensão insuportável imperava no carro. Quando chegamos à ponte, eu disse: "É aqui". Mas ele simplesmente continuou a rodar, deixando-me com muito medo. Tentei abrir a porta, mas não achei a maçaneta. Ele continuou calado e saiu da estrada para um pequeno caminho à esquerda. Fiquei quieta e já não me mexia. Eu conhecia a área, que ficava no fundo da nossa pequena propriedade e era atravessada por trilhos.

Paramos em um campo diante de uma plantação de milho. Descemos do carro, fiquei parada, não fugi correndo, mas observei e esperei. Ele pegou uma coberta listrada no carro. Então tive uma sensação esquisita. Ele a estendeu, sentou-se na ponta direita e acenou para eu me juntar a ele. Balancei a cabeça e perguntei se ele queria o sorvete, que, na verdade, era para a minha mãe. Ele disse que não e exigiu com mais veemência que me aproximasse dele. Sentei-me na ponta esquerda da coberta e tomei meu sorvete, enquanto ele me observava. Várias vezes bateu com a mão na coberta e disse para eu me sentar ao seu lado. E eu sempre respondia que não com a cabeça. Quando terminei de tomar o picolé, levantei-me e disse que ia embora. Pediu-me para não fazer isso, pois ia me levar de carro. Fiquei inquieta e quis sair andando. Ele se levantou, pegou a coberta e me disse: "Deixo você ir se voltar hoje à noite. Nos encontramos na plantação de milho".

Eu só queria ir embora e concordei. Tentei escapar. Estávamos a algumas centenas de metros do caminho correto, mas ele me deteve e fez com que eu entrasse novamente no carro. Esperei que, desta vez, ele parasse no lugar certo. Senti vergonha, não olhei mais para ele, só para a frente. Tive a impressão de que meus olhos eram enormes, e minha cabeça, de algodão e vazia. Meus braços não tinham força, pendiam inertes; meus joelhos eram como pedras. Minha garganta inchou; eu mal conseguia respirar. Não ousei me mexer. A situação era de pura tensão.

Finalmente parou na ponte, mas ainda não consegui abrir a porta. Se ele se debruçou sobre mim para abri-la ou se somente me mostrou como fazê-lo, já não sei. Também não me lembro de como cheguei ao pomar. À noite, minha amiga e eu nos escondemos no ponto de encontro no milharal e ficamos à espreita. Estávamos curiosas para ver se ele ia aparecer. Depois de meia hora, fomos embora, e não sei dizer se ficamos decepcionadas ou alegres por não o termos encontrado.

Somente dias mais tarde contei a experiência para minha mãe. Caso contrário, com certeza ela não teria me deixado sair.

Quando se lê essa história, tem-se a impressão de que nada de dramático aconteceu. Fisicamente, fiquei ilesa, mas minha alma percebeu tudo e ficou com várias cicatrizes. E, graças a essa vivência, criei os "mais maravilhosos" dogmas para a minha vida, e quase tudo decorreu conforme esse padrão.

Meus dogmas:

- Homens são ameaçadores e me dão medo.
- Todas as pessoas estranhas são ameaçadoras e observando-me dão medo.
- Sou observada em toda parte.
- Os homens acabam comigo.
- Ninguém me suporta.
- Não consigo me defender dos homens.
- Não consigo abrir portas escondidas.
- Todos me desejam algum mal.
- Quando as pessoas se aproximam muito, sinto-me ameaçada e encurralada, tenho de fugir.
- Prefiro me machucar a machucar os outros.

Esses dogmas guiaram meu comportamento durante décadas. Meus contatos sociais e meu raio de ação eram muito limitados. Evitava sair para fazer compras e, quando o fazia, sofria um enorme desgaste psíquico.

Com cerca de 30 anos, interrompi uma psicoterapia com antidepressivos recém-iniciada por medo de me tornar dependente e porque não conseguia lidar com a sensação de força transmitida pela terapeuta. No ano em que me separei do meu marido, fui amparada e encorajada com a mentalidade masculina de outro terapeuta, que, no entanto, me ajudou apenas "momentaneamente". Depois disso, consultei um neurologista, uma psicoterapeuta e outros terapeutas familiares. Sentia-me bem cuidada, porque meus dogmas também eram servidos da melhor forma. Minha imagem do inimigo "homem" havia sido confirmada. Nas sessões terapêuticas, sentia-me amparada por curto prazo, mas os meus problemas não eram resolvidos; ao contrário, a eles eram acrescentados novos julgamentos "interessantes".

Eu me sentia cada vez mais vazia, desamparada e desanimada... Então, tentava me distrair indo a shows e mudando várias vezes de visual, desde o gótico, com roupas pretas, passando pelos trajes ecológicos, feitos de casca de cebola, até outros bem coloridos, combinando com meus cabelos tingidos. Até que tive um colapso nervoso e adoeci. Ao mesmo tempo, a distância entre minhas compras encurtou. Tudo o que chegava às minhas mãos, fossem livros, CDs, cosméticos ou roupas eram dignos de ser comprados. Perdi o controle sobre minha compulsão por compras. Isso culminou numa montanha de dívidas que eu já não podia conter.

Procurei um consultor jurídico, que durante oito anos me ajudou a me reerguer. Meu medo das pessoas aumentou, dores fortes me fizeram parar de trabalhar várias vezes. Mas eu não queria, não podia ser fraca! Um colapso total me incapacitou para o trabalho durante um ano e meio. Não quis me internar em uma clínica porque tinha muito medo de gente. Depois de um ano e meio de sofrimento, cheguei a ficar três meses numa pequena clínica psicossomática particular. Nesse ambiente protegido, fiz progressos nas duas últimas semanas e melhorei um pouco. Porém, em liberdade, os problemas me atingiram outra vez. Portanto, a psicoterapia convencional me levou a uma estagnação que eu não conseguia superar. Mas não interrompi o tratamento. No entanto, não havia solução, apenas uma remediação superficial.

Minha vida sexual era repleta de medo e sem nenhum encanto, porque eu havia adotado o dogma do meu marido na ocasião: "Sou frígida". Dirigir ou tomar algum meio de transporte público eram quase impossíveis para mim, visto que me sentia constantemente observada. Principalmente em metrôs e trens, só conseguia entrar se sentasse em lugares especiais, e ficasse ouvindo música com a cabeça baixa, lesse ou mascasse chiclete; do contrário, sentia taquicardia, sudorese e só pensava em fugir... O mesmo acontecia quando ia às compras, saía ou fazia coisas semelhantes.

Quando conseguia me afirmar em relação aos homens, quando não era vista como sou e não queria magoá-los, começava a me arranhar. Usava tudo o que fosse afiado e pontiagudo — tesouras, cacos de vidro, galhos... Portas que eu não conseguia abrir me deixavam em pânico. Era capaz de gritar e chorar e, nesses momentos, sentia-me muito pequena. Minha vida consistia em medo, pânico, pensamentos de fuga e constante estado de alerta. Sentia-me como uma fera acuada que já não sabe para onde deve ou pode fugir.

Meu ritual do perdão

1º passo:

Descubra o julgamento que fez do seu agressor.

Julgamento sobre o "agressor do carro":

Você quer que eu seja mais velha do que sou.

2º passo:

Reconheça com quem, quando e por que você foi agressor com o conteúdo do julgamento.

Tenho um irmão um ano mais novo que eu. Nosso relacionamento era estranho. Nunca trocamos confidências. Vivíamos como dois filhos únicos, cada um por si — mas no mesmo quarto. Quase não falávamos um com o outro. Por causa dos muitos ataques verbais contra mim e por causa do meu ciúme (meus pais gostavam mais dele do que de mim), rejeitei-o até a elaboração do meu tema. Durante todos esses anos, não houve contato pessoal nem telefônico entre nós. Eu evitava encontrá-lo.

Queria que meu irmão fosse mais velho...

... porque buscava proteção e compreensão.

... porque precisava de troca espiritual.

... porque queria me apoiar nele.

... porque queria lhe confiar meus pensamentos e sentimentos.

... porque queria seus conselhos.

... porque ansiava e esperava um amor unilateral.

... porque a necessidade de ser amada era grande demais.

... porque ele deveria me proteger e apoiar.

... porque finalmente queria ter alguém que me aceitasse como sou.

3º passo:

Use suas razões para perdoar seu agressor.

Pude perdoar o agressor do carro porque ele queria que eu fosse mais velha. De maneira equivalente, apresento minhas razões.

Agressor do carro, eu o perdoo por ter desejado que eu fosse mais velha...

... porque você buscava proteção e compreensão.

... porque você precisava de troca espiritual.

... porque queria se apoiar em mim.

... porque queria me confiar seus pensamentos e sentimentos.

... porque buscava conselho.

Tentei me sentir como o agressor do carro, ver a partir do seu ponto de vista e compreendê-lo. Por isso, escrevi-lhe uma carta que não enviei.

Olá, agressor do carro,

Sinto compaixão por você, pois deve ter passado por uma grave crise pessoal em que precisou de apoio. Por isso, tinha dificuldade para aproximar-se das mulheres pelo caminho normal. Ao passar por mim, teve o impulso de me pedir. Você queria contar os seus pensamentos e sentimentos para alguém, relaxar e se deixar consolar. Esse forte anseio por proteção e apoio o fez agir dessa maneira. Somente mais tarde você percebeu que, com a sua necessidade, havia me considerado mais velha do que eu era e se afastou dos seus desejos.

Birgit

4º passo:

Reconheça seu agressor como Ajudante e que ele teve de agir assim para que você pudesse se curar.

Reconheço agora que meu agressor teve de agir assim para eu me recuperar.

Querido agressor do carro,

Agradeço-lhe sua função de Espelho. Você quis me mostrar o que eu mesma nunca havia perdoado.

Nunca vi realmente o meu irmão e sempre desejei ter um irmão mais velho que me apoiasse. Não queria um irmão fraco e o rejeitei. Quis que ele fosse mais velho do que era.

Birgit

5º passo:

Reconheça por que e como se sentiu como vítima.

Senti-me pressionada como passageira ao lado do condutor (no carro e na vida real) e familiarizada com os caminhos da vida...

... porque não era madura o suficiente para enfrentar a situação.

... porque ainda não tinha evoluído o suficiente.

... porque me achava muito pequena.

... porque você havia me "cobrado" algo que eu não podia dar, pois ainda não o tinha em mim.

... porque não sabia o que você queria de mim.

6º passo:

Peça desculpas à sua vítima, tenha e demonstre compaixão e corrija seu comportamento, se necessário. Use as razões do 5º passo.

Irmão, sinto muito se o pressionei a assumir um papel como passageiro sentado ao lado do condutor e pessoa familiarizada com os caminhos da minha vida.

Agora sei como você deve ter se sentido.

Sinto muito por você não ter se sentido maduro o suficiente para enfrentar a situação.

Sinto muito por ainda não ter evoluído o suficiente.

Sinto muito por ter lhe cobrado algo que não podia dar porque ainda não o tinha em si.

Sinto muito porque você não sabia o que eu queria de você.

7º passo:

Peça à sua vítima que ela o perdoe.

Em pensamento e com sinceridade, pedi que meu irmão me perdoasse.

Frank, por favor, me perdoe por ter querido que você fosse mais velho do que era.

8º passo:

Perdoe a si mesmo.

Perdoo-me porque quis que meu irmão fosse mais velho.

9º passo:

Reconheça que você também foi um Ajudante divino para a sua vítima.

Fui um Ajudante divino para meu irmão, para que ele tivesse a chance de reconhecer como poderia evoluir.

10º passo:

Se precisar, diga a seu agressor para lhe pedir desculpas por não ter demonstrado compaixão. Você também pode deixar-se consolar.

(Em meditação.)

Por favor, agressor do carro, peça-me desculpas...

... por não ter levado em consideração meu medo e meu pânico no carro.

... pelo fato de não ter falado comigo.

... por não ter revelado o que queria de mim.

11º passo:

Perguntas da vítima e do agressor

O que a vítima quer/quis de você?

Reconheço que meu irmão queria que eu o visse e amasse como ele é.

O que você quer/quis do seu agressor?

Agressor do carro, por favor, olhe para mim e me veja com a idade que tenho.

O que o agressor quer/quis de você?
O agressor do carro quis que eu me mostrasse como ele queria me ver. Quis que eu fosse mais velha do que era.

O que você quer/quis da sua vítima?
Quis que meu irmão fosse do jeito que eu queria e mais velho do que era.

Pense em uma solução possível para o seu problema. Seja realista e tenha compaixão.
Posso reconhecer que não tive compaixão pelo meu irmão. Ele precisava de outro relacionamento comigo, mais amigável, para se curar psíquica e fisicamente.

Reconheço que meu irmão sofre com nossa relação fria, que anseia que nos vejamos mais, com nossos filhos, e que conversemos. Sempre quis uma relação afetuosa e harmoniosa com meu irmão e, como não a tinha, ficava triste ao ver a dos outros. Não o levei a sério e sempre desejei ter outro irmão.

Agora que ele está fraco, depois de cinco grandes cirurgias no joelho, posso sentir compaixão e desfazer no coração o endurecimento da nossa relação.

Obrigada, agressor do carro, por ter me mostrado que me desviei do caminho porque queria que meu irmão fosse mais velho do que era.

12º passo:

Reconheça quem você julgou.

O agressor do carro me trouxe o conhecimento de que meu pai me queria mais velha do que eu era.

Aos sete meses, eu não correspondia à imagem ideal de um bebê. Segundo a visão do meu pai, eu era vermelha, enrugada, tinha dedinhos amassados e parecia uma bruxa. Ele preferia ter me "devolvido". Em toda reunião familiar, fosse grande ou pequena, ele falava sobre isso e todos se divertiam muito. Quando pedia para ele parar com isso, não dava importância e dizia que era apenas brincadeira ("Deixe de ser melindrosa!").

Graças à vivência com o agressor do carro, fui reconduzida à minha magoa, à minha dor. Segundo minha mãe, eu era uma criança alegre, mas fiquei cada vez mais quieta e tímida. Talvez não tenha demonstrado mais meus sentimentos para não ser constantemente ridicularizada ou me tornar o centro das atenções. Enterrei meus sentimentos e tive dificuldade para perceber e exteriorizar sentimentos negativos.

Não conseguia perceber corretamente quando alguém me tratava mal. Demorou muito tempo para eu saber o que era justo ou injusto. Coloquei uma máscara para que ninguém mais pudesse "ler" no meu rosto o que eu estava sentindo. Desde a mais tenra infância, introjetei dogmas dos quais não consegui me livrar.

Reconheça quais dogmas você desenvolveu por causa disso.

Dogmas que criei graças ao meu pai:

Sou uma criança prematura de sete meses, não muito bem desenvolvida (dificuldades com a matemática, que continuou até os 44 anos, e os seios pouco desenvolvidos).

- Não valho nada. Por que vivo?
- Sou um pedaço de merda.
- Sou feia.
- Pareço uma bruxa; acreditei nisso até minha cirurgia do nariz.
- Seja como for, ninguém me vê. Na rua, ao lado da minha amiga, não sou percebida. Sempre presto atenção nisso quando as pessoas olham, e sempre vejo isso se confirmar.
- Os adultos sempre têm razão. Eu me sentia como um soldado e era obrigada a obedecer.
- Não posso contradizer, do contrário não recebo amor nem atenção.
- Os outros são muito mais bonitos, inteligentes, melhores do que eu. Comparo-me sempre com os outros. Por isso, adquiri um enorme complexo de inferioridade e depressão, além de ter sentido ódio de mim mesma e até ter pensado em suicídio.
- Nunca estou satisfeita. Tudo o que faço precisa estar 200 por cento correto para que eu consiga aceitar. Sinto dificuldade para aceitar um elogio.
- Sempre faço tudo errado.
- Sempre sou culpada.
- Não podia estar no mundo. Pensava nisso a cada fracasso e ficava imaginando como sair de cena. Essa foi uma luta que durou décadas, e apenas os meus filhos —

quando eu imaginava que chorariam — evitaram o meu suicídio. Eu ficava imaginando o rosto dos meus pais e amigos em pé, à beira do meu túmulo; queria ver se sentiam minha falta. Já tinha esses pensamentos quando criança.

- Ninguém me quer.
- O que tenho a dizer não é importante.
- Todos se divertem com meus pensamentos e sentimentos.
- Ninguém me ouve. Hesito demais até ousar dizer algo. Tenho medo da minha própria voz. Em pensamento, corrijo e preparo mil vezes o que quero dizer; enquanto isso, uma outra pessoa passa na minha frente e diz o que eu ia dizer. Acabei levando isso para a vida profissional.
- Não podemos ser fracos. Eu mesma me rebaixo e me ofendo. Não consigo me perdoar quando sou fraca, pois isso é puro fracasso.
- Amam mais meu irmão do que a mim.
- Ninguém me entende.
- Sou um incômodo para os outros.
- Sou histérica.
- Não sou boa mãe.
- Não sou capaz de dar o que o outro precisa.

Outros dogmas adquiridos graças ao agressor do carro e meu tio:

- Usam e abusam de mim, como se eu não existisse.
- Não quero ser mulher. Não gosto de nada feminino em mim, de nenhuma curva. O sexo não me dá prazer, apenas me machuca.

- Os homens não querem saber de mim, só de duas aberturas, boca e vagina, além do peito. Durante o sexo, eu me sentia como uma boneca inflável, e como tal me comportava. ("Você parece uma tábua.")

A partir disso, desenvolveram-se outros dogmas independentes:

- Só me usam.
- Sou gorda demais. Já não ousava sair à rua, mal conseguia me mexer e pensava que tinha gordura demais (com 1,71 m e 53 a 57 quilos). Queria cortar fora meus quadris, a barriga e as coxas.
- Não tenho orgulho de mim.
- Não me amo. Sinto asco de mim mesma. Tinha um ódio extremo por mim, queria me despedaçar, tirar minhas entranhas, raspar meu cabelo e amputar os braços.
- Ninguém pode me amar (quando arranjava um namorado, não conseguia entender e sentir o que ele via em mim nem por que me amava).
- Preciso ser magra (só conseguia me suportar quando via os ossos no espelho).
- Sou constantemente perseguida (na minha vida profissional, deparei-me com colegas que não entendiam minha aparência, como roupas pretas, coloridas ou normais, ou que não conseguiam entender o meu estilo).

Reconheça: estou em sintonia com o tema do julgamento. Vivenciei ambos os lados.

Reconheço que meu pai também queria que eu fosse mais velha do que eu era. A partir disso se desenvolveram os dogmas, até que se tornaram independentes na minha cabeça.

Todos refletiam meus dogmas com seu comportamento. Minhas "instruções de uso" estavam escritas na minha testa, e todos faziam o favor de segui-las.

Do meu pai não recebi nenhuma atenção, nenhum contato físico, nenhum elogio nem reconhecimento. Nunca me disse que me achava bonita e me amava. Por isso, eu tinha dificuldade de amar as pessoas ao meu redor, inclusive eu mesma. Como eu também queria que meu irmão fosse diferente, mais velho, agora consigo perdoar meu pai. Para isso executei outra vez o ritual do perdão.

Agradeço mais uma vez ao agressor do carro por ter me mostrado qual ferida eu ainda não havia elaborado com meu pai, qual o meu julgamento contra ele e quais dogmas eu havia ancorado profundamente em mim. Reconheço que vivi ambos os lados. Eu deveria ser mais velha do que era e desejei que meu irmão fosse mais velho do que era. Por isso, sou capaz de reconhecer que não sou diferente dos outros. Perdoo meu agressor do carro, posso reconhecê-lo como "meu remédio do amor incondicional" e agradecer-lhe.

Meus conhecimentos, minhas conclusões, modificações e meus *insights* durante e depois desse ritual do perdão:

Na ocasião, eu não estava preparada para ver a ponta do nariz operada do meu pai. Da mesma maneira, meu pai não estava preparado para ver um bebê prematuro de sete meses. Por isso, consegui me colocar na pele dele, sentir o que ele sentiu e pensou. Agora posso perdoar meu pai.

Somente depois da solução/elaboração de quando e como fui exatamente a agressora, aprendi a sentir compaixão pelo meu irmão. As rejeições, a frieza e as mágoas diminuíram, e estou aberta para um "novo relacionamento fraterno".

Somente depois de descobrir por que eu queria que meu irmão fosse mais velho é que reconheci e consegui aceitar que há outro homem que me ama como sou. Isso mudou radicalmente meu relacionamento atual. Antes eu me separava do meu namorado ainda sob uma considerável pressão subjetiva. Achava que somente quando o mandasse embora ficaria saudável. Além disso, não me sentia compreendida, visto que ele (como sei agora) servia a todos os meus dogmas. Graças à elaboração, esse bloqueio se transformou em um amor e uma sensação de pertencimento e proteção que eu nunca tivera antes de maneira tão profunda. Em situações de estresse e pressão, ainda recaio temporariamente em meu antigo padrão, mas agora tenho consciência disso. Assim, tenho a possibilidade de colocar-me em seu lugar, porque ele me mostra com toda clareza quais dogmas ainda ficaram estagnados dentro de mim.

O relacionamento com meu corpo mudou positivamente através do perdão. Já não sinto asco nem nojo de mim mesma. Ao me desejar com sinceridade e de maneira incondicional, meu namorado me ensinou a achar meu corpo bonito. Meus dogmas foram solucionados com o ritual do perdão, tanto que, através dele, aprendi a me aceitar. Voltei a sentir prazer e vejo como uma novidade a sensualidade do encontro sexual a dois. Para mim, um grande sucesso.

Somente graças à elaboração desse tema é que passei a "enxergar" as coisas. Sempre chamavam minha atenção para isso, mas eu não conseguia perceber. O agressor do carro nem sequer quis fazer sexo comigo. Queria apenas consolo, proteção, compreensão e alguém que o ouvisse. No entanto, considerei-o um inimigo. Nele projetei meu medo e meu padrão de comportamento. Finalmente tinha encontrado alguém a quem atribuir a culpa. Somente quando entendi meu próprio papel de agressora em relação ao meu irmão é que consegui perdoar o agressor do carro e lhe agradecer seu "remédio do amor incondicional".

Antes da elaboração, eu precisava de todos os recursos para conseguir andar de trem ou metrô. A partir do acontecimento com o agressor do carro sentado na coberta, em que no meu subconsciente eu via uma ferrovia e ouvia barulho de trem, recaía no chamado "trilho". Portanto, sempre que ouvia barulho de trem, ficava com os mesmos sintomas que tive ao estar com o homem desconhecido na coberta. Hoje viajo de trem e metrô e, quando sinto os primeiros sinais, digo a mim mesma que já não tenho 12 anos de idade e não sou vítima. Posso me levantar quando quiser e sair. E consigo fazer isso.

Antes da elaboração, não tolerava pessoas estranhas nem conseguia viajar para encontrar pessoas estranhas; estava presa ao medo criado por mim mesma. Hoje tenho curiosidade de conhecer outras cidades e outros países — tenho fome de vida.

Se antes tinha ataques de pânico quando não conseguia abrir alguma porta, hoje sei que consigo e até dou risada a respeito.

Depois que terminei minha elaboração e meu ritual do perdão com a quinta lei espiritual, isto é, depois de duas semanas, o diagnóstico é bem diferente.

- Em vez da depressão e das oscilações de humor, restam apenas tristeza e melancolia — reduzidas de 100 para 10 por cento.

- A "assexualidade" caiu de 100 para 5 por cento.
- As autoagressões (arranhões) diminuíram de 100 para 0 por cento.
- O ódio por mim mesma caiu de 100 para 0 por cento.
- A falta de feminilidade caiu de 100 para 75 por cento.
- O complexo de inferioridade caiu de 100 para 30 por cento.
- A autoaceitação aumentou de 0 para 80 por cento.
- Minhas "instruções de uso", isto é, meus dogmas, mudaram positivamente.

Antes eu queria fazer meu relatório de experiências com o pseudônimo de "Yasmin", "Jasmim", pois associo a feminilidade a essa planta. Mas como se trata da minha pessoa, resolvi manter meu nome e vincular minha clareza e minha força à delicadeza feminina e perfumada da flor. Agora, meu novo nome, Birgit Jasmim, me acompanha em todos os meus caminhos de luz. Sinto orgulho da perspectiva que conquistei e de tudo o que solucionei.

Concordo absolutamente com tudo isso, pois em pouco tempo Birgit conseguiu algo inacreditável e se tornou mestra nessas leis. Agora é capaz de reconhecer e aceitar seu potencial. Além disso, ousa se mostrar e a dar seus novos passos com cautela.

Algo mais sobre o pai de Birgit

Depois que Birgit saiu de casa, foi seu pai quem sofreu uma DHS. Reagiu com uma grande espinha escura no nariz,

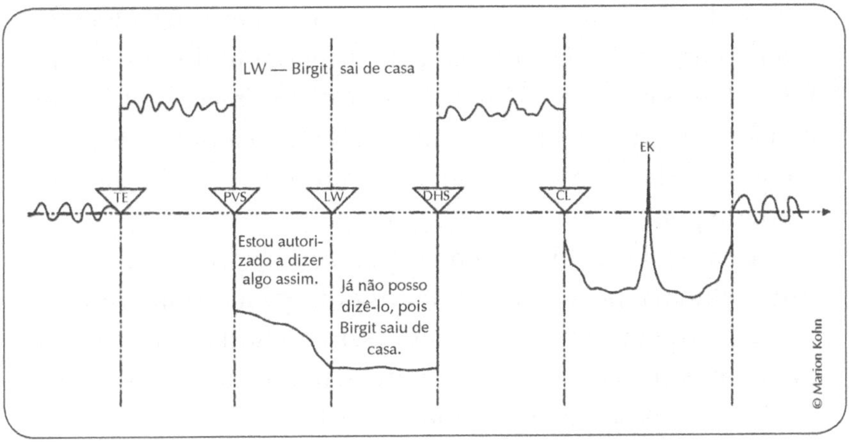

PVS do pai de Birgit para ela (aqui ele é o agressor)

Constante repetição da frase: "Ela parece uma bruxa, pois é vermelha, enrugada e amassada. Não a quero. Preferia devolvê-la".

DHS do pai de Birgit (aqui ele é a vítima)

Um acontecimento em que ele é atingido pelas palavras de alguém. Teve de operar uma parte do nariz e fazer um enxerto com pele de outras regiões do corpo.

que o deixou com a aparência de uma bruxa. Ao se manifestar sobre a aparência de Birgit, ele introduziu sua PVS. Quando Birgit saiu de casa e ele mudou de situação, correu o risco de uma DHS, que acabou por se manifestar.

Para o pai, conflito gerado pela espinha

Além disso, depois que Birgit saiu de casa, seu pai ficou com uma barriga enorme, que ninguém conseguia explicar. No entanto, o problema com a gravidez era visível, pois ele mesmo parecia uma grávida. Provavelmente nunca perdoou sua mulher por essa vivência nem nunca a elaborou. Foi ficando cada vez mais doente e faleceu de câncer.

No relacionamento com a mulher, o pai de Birgit era o mais fraco. Se não tivesse feito aquele julgamento no nascimento de Birgit, achando-a desamparada, pequena e feia, ela o teria curado. Teria sido para ele o Ajudante divino, seu reflexo. Ele sempre se achou desamparado, fraco e feio. Também era mais baixo que sua mulher. Poderia ter tomado Birgit como Espelho. Em vez disso, assumiu uma posição de rejeição e de poder.

A partir disso, Birgit deduziu que podia ser fraca. Não foi um problema, pois assim atraiu os outros para seu sentimento, sua fraqueza e para que pudessem aceitá-la — a fraqueza também pode passar. Infelizmente, seu pai não aceitou o fato.

Nos meus seminários sobre o perdão, sempre ocorria um fenômeno quando Birgit participava. Ela conseguia mostrar bem sua fraqueza e, assim, abrir a ferida dos outros participantes.

Birgit entendeu que estava tão correta quanto esteve aos sete meses. Foi e é uma Ajudante divina. Foi e é perfeita do seu jeito. Encarnou nesta vida como criança prematura para seus pais e quis viver isso. Pôde aprender e aceitar isso.

Pôde agradecer a todas as pessoas que serviram os seus dogmas e, dessa maneira, chamaram sua atenção para a sua ferida oculta. Assim, também pôde reconhecer que o remédio do amor incondicional está por toda parte.

Birgit conseguiu solucionar seus dogmas negativos. Já não precisa se odiar, porque agora tem orgulho de estar neste mundo. Acha-se mais bonita e tem mais autoconfiança e autoconsciência.

★★★★★

Exemplo de uma carta antes e depois do ritual do perdão

Exemplo de uma carta para a mãe antes do ritual do perdão

Quanta coisa eu gostaria de lhe dizer sem rodeios, mãe!

Nossa! Nem sei bem por onde começar. Você me magoou muito, e eu sempre engoli suas ofensas. Nunca podia demonstrar raiva nem aborrecimento. Meu grande exemplo de mulher era você, e sentimentos como raiva sempre estavam abaixo da sua dignidade. Sim, você sempre se controlava — sempre o seu controle, como eu odiava isso! Tão calma quando tudo estava pegando fogo. Tudo tinha de funcionar, custasse o que custasse. O principal era manter as aparências. O jeito era adaptar-se até não poder mais. Demonstrações de carinho e sinceridade de sua parte: zero. Sim, tudo o que precisava ser feito para manter as aparências, você fazia muito bem. Mas tudo o que se referisse ao coração e ao amor encontrava sua ausência e sua frieza. Sim, você até se elevou acima dos outros, como imagem de geladeira. Que horror! Com você, uma criança só pode sentir frio. Eu precisava de calor, proteção e amor, não de toalhas de mesa nem de roupas engomadas. Você nunca entendeu o que as crianças precisam. Nunca, nunca, nunca, nunca, simplesmente nunca. Por que você acha que eu queria sair de casa e ir para um internato, por quê? Você acha que uma criança que está feliz em casa quer sair e ir para um internato? Acha mesmo? Eu me sentia tão sozinha que esperava ter uma vida melhor lá. Os livros prometiam uma vida animada, com amizade e calor humano. Eu ansiava por isso e você era tão severa e impiedosa! Sempre me torturava com as suas intermináveis tarefas de casa. Que horror! Como se a vida fosse feita apenas de labuta e castigo, que não tinham fim. Além disso, eu era obrigada a escrever aquelas letras idiotas. Eu tinha a minha própria caligrafia. Odiava ter de treinar outra. Sempre essas frivolidades. Sim, eu tinha de ser educada. Mas você nunca conseguiu matar a minha vivacidade. E então me mandou para aquele fotógrafo nojento; o filho da puta quis que eu tirasse a blusa. Foi horrível e asqueroso. Maldito filho da puta. Foi uma sensação terrível, e nem sequer pude conversar com você a respeito. Fiquei envergonhada e ainda tive medo de que você me castigasse. Você sempre me puniu com tanta facilidade que até hoje detesto aprender. Perdi toda a alegria de aprender. Você é má. Muito má. Sempre querendo dividir tudo e economizar até não poder mais. Em casa só havia água e aquele chá vermelho que até hoje me dá ânsia de vômito. Só no final de semana havia uma garrafa de Fanta. O bolo também era dividido para que durasse até a manhã de segunda-feira. Tudo era dividido. E você não ligava para o fato de eu sofrer porque você fumava. O ar era irrespirável. Disse-lhe isso muitas vezes, sem sucesso. Você não se interessou nem um pouco em saber como eu me sentia ou se precisava de alguma coisa. Não me lembro de ter sido carregada nos braços ou de me sentar no seu colo. Pois é. Eu queria ter tido uma mãe que abrisse seus braços e dissesse: "Filha querida, venha para casa, quero te ver" ou alguma coisa desse tipo. Então houve essa ruptura entre nós. Nenhum telefonema, nenhuma carta. Puxa vida! E isso tudo porque você simplesmente achou que eu estivesse bem e não quis se intrometer. Não recebi nenhum cartão de aniversário nem de Natal. Também não pude lhe escrever. Gabi sempre dizia que, quando eu fosse mais velha, voltaríamos a ter contato. Não consigo imaginar, muito menos desejar ter contato com você, que sempre foi muito distante de mim. Eu ficava perplexa e já não queria estar com você. Se tivesse pensado e sentido um pouquinho, você teria percebido que eu não me dava bem com meu pai nem com a Gabi. Mas o principal é que você não precisasse sentir se as outras pessoas realmente estivessem bem ou não. Você se concentrava apenas em si mesma e no seu mundo. E tudo girava em torno de você e das suas aparências.

Meu Deus! Quando nos vimos novamente, depois de muitos anos, não senti que você era a minha mãe. Já não fazia sentido chamá-la assim. Eu já não sabia o que lhe dizer. Que sensação horrível! Você havia se tornado uma completa estranha. Já não havia nenhum afeto entre nós. Deveria eu chamá-la de Jutta? De mamãe Jutta? Depois disso, por muitos anos fiquei com uma sensação esquisita. Como me dirigir a você? Como "mamãe"? É uma sensação estranha, pois não me ocorre nada adequado. E fiz várias tentativas. Experimentei qual nome cabia melhor. Mas até hoje não achei nenhum que se encaixasse bem. E essa sensação esquisita quando falo com você usando o termo "mãe" ainda persiste. Bem, em todo caso, nunca senti que houvesse uma relação de mãe e filha. Com o passar do tempo, tornou-se mais um sentimento de amizade, como se eu tivesse invertido a situação, me sentindo responsável por você, que assumiu parte do meu caminho espiritual. E o que realmente me aborreceu muito foi o fato de você ter espalhado meu apelido. Que ideia idiota me chamar de "pulga", só porque eu era a menor. Um apelido horrível para alguém querer identificar-se com ele. Pulga, quem desejaria ter uma pulga? Esses bichinhos incômodos. Ah, sim, porque sou a menor. Merda, sou a mais nova, mas não a menor. Você nunca me enxergou. Onde já se viu chamar a própria filha de pulga! Você e suas péssimas ideias. Totalmente convencida de que seria bom. Eu teria preferido ser qualquer coisa, menos uma pulga. Você se justificou dizendo que seriam necessários outros nomes. Meu Deus! Não tem jeito mesmo. Definir-me como uma coisa minúscula. Horrível. E ainda assinei como pulga e pintei um sapo pequeno e feio ao lado da assinatura. Você não viu?

Exemplo de uma carta para a mãe depois do ritual do perdão

A mesma paciente que escreveu anteriormente os seus pensamentos para sua "mãe", agora nos presenteia com as linhas que escreveu duas semanas depois do ritual do perdão. Para mim, é uma das cartas mais bonitas que já pude ler com meus pacientes depois do trabalho de perdão. Nela se lê não apenas que a paciente fez as pazes com sua mãe, mas também que de fato entendeu e integrou o perdão na sua vida.

Querida mamãe!

sim, aqui estou e vou me aproximar de você de outra maneira. Por muito tempo me queixei de você e guardei ressentimento, estava decepcionada com você e com o seu comportamento, para mim incompreensível. No meu íntimo, eu a via às vezes como uma mãe sem amor, que apenas trabalha e cumpre seu dever. Precisei de muito tempo para mudar minha visão e opinião limitadas, bem como para contemplar a nossa união a partir de outra dimensão. Você quis uma família e me deu à luz. Este não apenas é um maravilhoso presente, mas o maior de todos na vida. Sem o meu corpo, não haveria vida para mim. Junto com papai você me deu esse presente e assumiu todos os esforços para que eu ficasse bem. Você também se preocupou com a formação de uma família e escolheu conscientemente o pai dos seus filhos. Para mim e para as experiências que a minha alma queria e ainda quer fazer. Perfeito. Como ser humano, eu queria e quero experimentar muita coisa sobre o amor que, de resto, trago no fundo do meu coração. Sempre acreditei que o amor deveria parecer de um jeito ou de outro. Pude ver que o amor tem inúmeras faces. Graças a você, pude perceber que o amor se mostra em muitas coisas, inclusive na responsabilidade e no senso de dever. Aprendi e, por certo, continuarei aprendendo e me desenvolvendo durante toda a minha vida; sou imensamente grata por tudo o que você me deu em sua vida, por ter podido aceitar as suas características como ser humano e valorizar a sua qualidade como pessoa.

Você sempre quis o melhor para mim e me deu o que podia. Até ultrapassou os seus limites por minha causa e fez de tudo pelo meu bem-estar. Após anos de busca, descobri que trago em mim muitos tesouros e que o amor pode ter inúmeras faces. A minha ideia da aparência do amor era muito limitada, e pude descobrir que ele se manifesta com uma infinita multiplicidade. O amor não pode se manifestar sem forma. Precisa de uma ação, de um ato ou de alguma coisa nessa direção. Com as suas ações, você mostrou que sou importante para você. Aprendi a ver, a observar e a reconhecer contextos maiores. Isso me deu liberdade e fez desaparecer os meus julgamentos negativos sobre você e outras pessoas. A palavra mágica é compaixão. Compaixão por você, por meu pai, por mim e por nós. Amo vocês todos por toda a eternidade. Amém.

P.S.: Deus, obrigada por me guiar e por assumir a responsabilidade por minha vida. Sigo adiante, passo a passo.

★★★★★

Exemplo de cura através do pedido de desculpas do agressor

Em meu consultório, vi muitos casos de pessoas que se curaram só porque o "agressor/Ajudante" pediu desculpas ao paciente.

Exemplo de Doença de Basedow-Graves

Uma paciente com a Doença de Basedow-Graves veio ao meu consultório. Essa doença é contemplada pela medicina tradicional como uma hiperfunção da glândula tireoide com a tríade de Merseburg (bócio, exoftalmia e taquicardia). Conforme a tabela do doutor Hamer, trata-se de um conflito em que "não se consegue pegar alguma coisa porque não se é suficientemente rápido". Na fase do conflito ativo, o metabolismo é mais elevado e, por isso, o indivíduo se torna mais rápido.

Entre outras coisas, a paciente tinha taquicardia, oscilação de humor e um olho saltado. Pouco antes ela percebera que o olho havia voltado para a posição correta. Ela se sentia cansada, tinha muita fome, sudorese noturna e dores de cabeça. Essa mulher já devia estar na fase de cura. Em primeiro lugar, perguntei-lhe quando os sintomas da Doença de Basedow-Graves apareceram pela primeira vez, a partir de que momento teve exoftalmia e o que havia acontecido antes disso.

Na ocasião, a paciente não sabia se queria ter um filho com o namorado. Estabeleceu um prazo de algumas semanas para si mesma para decidir. Justamente quando tomou a decisão de ter o filho, a campainha da porta tocou e seu namorado lhe contou, radiante, que ia ter um filho com outra mulher. Essa notícia pegou a paciente de surpresa, em um momento em que estava isolada, e afetou-a dramaticamente. Ela não havia sido suficientemente rápida para aceitar um filho.

Então lhe perguntei o que nessa situação poderia ter acontecido nos últimos tempos. Portanto, pouco antes de ela ter dores de cabeça e fome, ficar cansada e seu olho voltar para a posição correta. Eis a resposta da mulher: depois de muitos anos, o homem voltou a bater à sua porta. Pediu desculpas pelo seu comportamento naquela ocasião. Com certeza, o relacionamento com a outra mulher não ia bem. Enquanto a paciente se tratou comigo, não sabia se queria ter outra vez um relacionamento com esse homem. Nenhum deles chegou a discutir essa possibilidade. Bastara o pedido de desculpas do homem para a mulher se curar.

★★★★★

Exemplo de câncer de mama

Outra paciente relatou que, antes de vir ao meu consultório, removera cirurgicamente um câncer de mama. Segundo a tabela do doutor Hamer, o câncer de mama é ocasionado por um conflito de separação. No caso da paciente, foi a separação do parceiro. Num conflito de separação, ocorre uma necrose nas vias mamárias durante a fase do conflito ativo. Na fase da solução do conflito de separação, há uma reparação e, por isso, um inchaço dessas vias, que é interpretado como um câncer de mama.

Como essa mulher resolveu seu conflito de separação? Durante anos teve um parceiro que a maltratou muito. Os maus-tratos iam do abuso sexual, jogos psicológicos e chegaram até mesmo a uma tentativa de assassinato. A separação acontecera anos antes, mas não fora uma solução. O fato de a paciente, nesse meio-tempo, ter tido outro parceiro também não solucionou o conflito. No entanto, muitos anos depois, o antigo parceiro telefonou, e a paciente pediu que ele se desculpasse pelos fatos acontecidos, e ele atendeu seu pedido. Depois de alguns dias, a paciente sentiu umas fisgadas no seio porque as vias mamárias estavam se recuperando. Houve um inchaço que foi diagnosticado como câncer de mama.

Segundo a tabela do doutor Hamer, sabemos que na fase da solução surge um câncer de mama que se retrai no fim da fase de cura. Na fase do conflito ativo surgem necroses nas vias mamárias que ninguém busca nem diagnostica. Por isso, só percebemos o câncer de mama no início da fase de cura.

Ambas as mulheres seguiam uma orientação esotérica e me contaram que haviam trabalhado bastante a própria mente e perdoado esses homens já na fase da solução do conflito. As histórias mostram que isso foi um erro. Para que essas mulheres continuassem a ter saúde espiritual e biológica, seria importante que entendessem por que isso aconteceu com elas.

★★★★★

Outros exemplos

Eu também quis escolher exemplos em que nem sempre tudo deu certo. Assim, quero deixar claro como é difícil agir adequadamente, mesmo quando se conhecem as leis espirituais e biológicas. Algumas pessoas não podem ou não querem perdoar, não podem ou não querem mudar seu comportamento. Outras não confiam o suficiente nas leis biológicas ou espirituais para superar seus medos e escolhem outro caminho, mas depois não conseguem voltar atrás. É importante que o paciente faça as pazes com o seu conflito e, conforme o caso, seja acompanhado por um médico.

Sempre explico a doença/o histórico de sofrimento dos meus pacientes com base em um pulôver de tricô. Se você puxar corretamente o fio da malha, terá a impressão de que resta um nó, talvez como na sua doença/no seu Programa Especial com Significado Biológico (SBS). Alguma coisa se prendeu. Então você começa a desembaraçar os fios para que o trabalho volte a parecer como novo. Isso requer trabalho, tempo, capacidade e sensibilidade, certo?

Nos exemplos seguintes, escrevo sobre fases de cura, mas isso não significa que já não haja o que fazer. Ao contrário, é importante controlar bem esse período. Dependendo da gravidade da fase de cura, um intenso acompanhamento clínico se faz necessário, e eventualmente também uma cirurgia ou outro tipo de intervenção. Em todo caso, há que se examinar se todos os trilhos* foram eliminados, para que o conflito não fique "pendente" na cura.

Os nomes nos exemplos foram modificados a pedido dos pacientes.

Turvação vítrea

Dados pessoais:	Tom, 11 anos, destro
Sintomas:	Há um ano, apresenta turvação vítrea nos dois lados e visão constante de flashes
Órgão:	corpo vítreo
Conteúdo do conflito:	conflito duplo de medo extremo

Vivência do conflito/DHS:

Tom sempre aborrecia seu irmão Peter. Seu comportamento era extremo. Os pais já não sabiam o que fazer e lhe disseram, sem esperança, que o levariam a um psicólogo. Tom sofreu muito com isso e temeu que os pais se divorciassem por sua causa.

Conflito — medo intenso: tenho de ir ao psicólogo.

---

* Na Nova Medicina Alemã, TRILHOS são as marcas deixadas como sequela de uma DHS.

Conflito — medo intenso: meus pais vão se divorciar por minha causa.

Julgamento DHS:

Mãe, você me dá medo.

Agressor involuntário, o que não foi perdoado (PVS):

Em quem e quando Tom causou medo?

Tom (11 anos) se compraz há meses em aborrecer seu irmão Peter (8 anos) e principalmente em lhe causar medo e assustá-lo. Nesse meio-tempo, Peter ficou tão desesperado que gostaria até de se mudar para um orfanato.

Julgamento PVS:

Eu, Tom, causei medo a meu irmão.

Solução do conflito:

A mãe e eu explicamos a Tom as leis biológicas e espirituais. Tom pediu desculpas a Peter, que as aceitou. A partir de então, Tom já não assusta seu irmão e ambos se dão visivelmente melhor.

Fase de cura:

Tom reagiu com sintomas de cura, tais como fortes dores de cabeça, cansaço e, no início, também pressão nos olhos por vários dias. Depois, seguiu-se um nítido retrocesso da pressão nos olhos. Raramente ainda vê *flashes*. Se continuar melhorando sua relação com o irmão, já não sentirá medo intenso, e seus olhos irão sarar.

★★★★★

Calcificação nos ombros e hipertrofia endometrial

Dados pessoais:	Regina, 52 anos, destra
Sintomas:	calcificação dolorosa nos ombros (mais no esquerdo do que no direito), distúrbios do sono, hemorragias intensas
Órgãos:	ossos, endométrio
Conteúdo do conflito:	1. autodepreciação, "Sou uma mãe má (esquerdo) e uma parceira má (direito)", 2. conflito grave envolvendo o órgão genital

Anamnese:

Quando Regina tinha cerca de 6 anos, seu pai teve um relacionamento extraconjugal, e quando tinha 12, ele abandonou a família. Até então, considerava seu pai legal, mas depois modificou seu julgamento porque não podia entender nem elaborar esse fato.

Julgamento TE:

Você, pai, traiu minha mãe.

Vivência do conflito: autodepreciação/DHS:

Regina tem três filhos com Hans. Estava insatisfeita com a relação, mas em vez de falar sobre as coisas que a incomodavam, preferiu trair o marido. Quando seu amante se integrou à família, ela se sentiu depreciada: "Sou uma mãe ruim (ombro esquerdo) e uma parceira ruim (ombro direito)". No que se refere aos ossos, a autodepreciação na atividade de conflito provocou uma osteólise/osteoporose/descalcificações. Na fase de cura, os ossos são reconstruídos.

Depois de determinado tempo, ela decidiu parar de trair o marido. Sentia-se culpada e queria dar mais atenção ao seu casamento. Isso trouxe uma solução parcial para a autodepreciação, mas não resolveu a calcificação nos dois ombros com dores crônicas por vários anos.

A reflexão ("não quero mais trair") foi uma mudança de direção (RW), depois da qual um agressor DHS conseguiu lhe mostrar o mesmo no espelhamento. Assim, ela teve a possibilidade de perdoar a si mesma e a Hans.

Vivência do conflito grave envolvendo o órgão genital:

Inesperadamente, seu parceiro Hans a abandonou com os filhos há quatro anos por causa de outra mulher. Regina sentiu isso como um grave conflito envolvendo o órgão genital.

Julgamento DHS:

Você, Hans, abandonou a família por causa de outra mulher.

Agressor involuntário, o que não foi perdoado (PVS):

A pergunta para Regina foi a seguinte: por que, Regina, você abandonou sua família por causa de outro homem? Como já foi mencionado, há sete anos Regina teve um relacionamento extraconjugal. Abandonou o marido e os filhos na medida em que não discutiu a situação com Hans.

Julgamento PVS:

Eu, Regina, abandonei a família por causa de outro homem.

Problema:

Se Regina continuar julgando e se aborrecendo com Hans, não vai se curar. É isso que a deixa "doente". O primeiro conflito ("tive um relacionamento extraconjugal"), associado à autodepreciação e ao problema nos ossos, já existia antes no mundo. Hans, seu Ajudante inconsciente, deu-lhe o presente com amor incondicional, uma vez que agiu exatamente como ela. Se Regina tivesse reconhecido isso logo, não teria sofrido o SBS ("conflito grave que envolveu seu órgão genital") nem a consequente hipertrofia do endométrio — chamado na medicina tradicional de adenocarcinoma, portanto, um câncer.

Fase ativa:

- Conflito (autodepreciação): menos células nos ossos; nesse caso, nos ombros.
- Conflito (grave, envolvendo o órgão genital): hipertrofia, portanto, aumento de células do endométrio.

Solução do conflito:

Enquanto o seu ex-parceiro Hans vivia com outra mulher, ela também teve novos relacionamentos. Cada vez mais se ocupava de coisas secundárias e procurava entender por que tudo tinha terminado dessa forma e por que havia tido um relacionamento extraconjugal. Desse modo, ela diminuiu a intensidade do seu conflito.

Nesse meio-tempo, teve mais um conflito, porque seu novo namorado não aprendeu a sua língua e não conseguia se comunicar com ela. Por sua vez, Julio foi outro Ajudante a lhe mostrar que antes ela também não havia se comunicado com Hans.

Então ocorreu a solução do conflito, quando o seu ex-parceiro Hans se separou da nova mulher. Regina teve fortes sangramentos, e as dores nos ombros se intensificaram.

Foi nessa época que me procurou. Elaboramos todos os fatos, e expliquei-lhe os contextos, de modo que ela pôde perdoar a si mesma, Hans e especialmente seu pai e todos os outros homens envolvidos. E o inacreditável é que, graças ao perdão, ela logo se tornou receptiva ao ex-parceiro Hans. Ambos saíram de férias juntos, e ela voltou a se apaixonar por ele. Agora planejam um futuro em comum.

Fase de cura:

Conflito: calcificação nos ombros
Diminuição das dores e mobilidade visivelmente maior
Conflito: expulsão do endométrio "supérfluo" com fortes sangramentos

Outras terapias:

Reflexologia podal
Terapia de desintoxicação
Cantienica — método de postura corporal e forma física que ela mesma aprendeu e pratica.

★★★★★

Endométrio

Dados pessoais:	Paula, 42 anos, destra
Sintomas:	dores abdominais ocasionais, hemorragias intensas
Órgão:	endométrio
Conteúdo do conflito:	conflito grave envolvendo o órgão genital

Vivência do conflito/DHS:

Paula foi a um seminário e conheceu Rex. Tornaram-se amigos, e ele contou para Paula que tinha uma namorada e um filho. Já fazia tempo que não se entendia com a namorada e queriam se separar. No seminário, ao ser indagado se era casado, respondeu: "Não, tenho uma namorada e um filho". Mesmo depois do seminário, Paula e Rex ficaram muito próximos, embora vivessem em lugares muito distantes um do outro. Quase todos os dias trocavam e-mails.

Certo dia, Paula resolveu pesquisar na internet sobre seu paquera distante e acabou encontrando uma *homepage* de Rex. Descobriu não apenas o seu nome, mas também o da sua namorada. Pois bem, como ela podia ter o mesmo sobrenome que ele? Exatamente nesse momento, alguma coisa disparou do seu cérebro para o útero, passando pelo endométrio. Era como uma flecha pontiaguda que inesperadamente a atingiu de forma isolada e dramática. Ela não contava com tamanha desonestidade por parte desse homem. Desde essa época ela sabe muito bem o que é sentir uma DHS, pois o teve como um "conflito grave envolvendo o órgão genital". Imediatamente teve uma sensação estranha no abdômen (útero). Além disso, sentiu frio e náusea. Seus pensamentos giravam em torno de um único tema: "Como esse homem pôde ser tão desonesto?"

Por sorte, conhecia as cinco leis biológicas naturais. Por isso, sabia que teria de solucionar o conflito com urgência para não reagir com um câncer de endométrio. Normalmente, com seu conhecimento, ela poderia solucionar o conflito. Mas nada aconteceu. Ela permaneceu em extremo conflito ativo, não conseguia parar de pensar no acontecido, e suas mãos estavam sempre geladas. Muito abalada, passou quase duas horas rodeando seu computador.

Por que Paula não conseguiu solucionar o conflito?

A DHS só pôde atingi-la como uma flecha pontiaguda porque ela mesma já havia "atirado" e atingido alguém antes. Portanto, Paula precisava descobrir quando agira como Rex. Como era Rex? O que a perturbava tanto? Rex não tinha lhe contado toda a verdade sobre seu relacionamento. Ele escondera dela a palavra "casado" para poder levá-la para a cama.

Julgamento DHS:

Você, Rex, escondeu algo de mim para me levar para a cama.

Rex havia esticado demais o arco para que a flecha pontiaguda atingisse o alvo.

Agressor involuntário, o que não foi perdoado (PVS):

Com quem, quando e por que Paula escondeu algo para levar alguém para a cama?

Não precisou procurar por muito tempo. Dois dias antes, estivera na discoteca com sua melhor amiga e conhecera John, um homem muito bonito, que logo lhe perguntou sua idade.

Ele disse que tinha 30 anos e que lhe dava 27, mas insistiu e quis saber exatamente quantos anos Paula tinha. Ela pensou que, se contasse que tinha 38 anos, com certeza nada aconteceria entre eles. Portanto, disse que tinha 32 anos. Em seguida, ele acrescentou que essa idade era o limite para ele. Naturalmente, ela ficou aliviada, e a mentira acabou funcionando (provavelmente também teria funcionado se tivesse dito 38 anos). Mas a consciência pesada a atormentou por ter omitido seis anos. Portanto, também foi uma boa agressora, tal como Rex, e pôde perdoá-lo por não lhe ter dito toda a verdade e ter omitido a palavra "casado". Ela também foi agressora quando omitiu seis anos "insignificantes". Pôde então perdoar-se por sua mentira, porque os outros não são diferentes dela.

Julgamento PVS:

Eu, Paula, omiti algo para levá-lo para a cama.

Paula havia esticado demais o arco para que a flecha pontiaguda atingisse o alvo.

Fase de cura:

O julgamento PVS não deixava dúvidas. A partir desse momento, o conflito foi solucionado, suas mãos voltaram a se aquecer, e ela entrou em estado de vagotonia. Como ainda manteve contato com Rex por mais ou menos um ano e meio, o conflito não foi totalmente resolvido. Devido a outras desonestidades por parte dele, ela permaneceu no mesmo trilho, ou seja, continuou com os mesmos sintomas e preferia ter encerrado o relacionamento.

Depois de cinco anos, ao mudar de residência, Paula ainda eliminava grandes pedaços do endométrio. Descobriu outro trilho, a internet. Ao se perdoar e pedir desculpas à mulher de Rex em pensamento por ter mantido com ele um relacionamento virtual, o conflito pôde ser completamente resolvido, e a hemorragia menstrual se normalizou. Como podemos constatar, somente quando todos os aspectos são perdoados é que os "trilhos" desaparecem.

Comentário:

O inusitado nessa história é que o ato de Rex, ou seja, o fato de ele ter omitido que era casado, aconteceu dois meses antes do ato PVS, isto é, de ela omitir que tinha seis anos a mais. É digno de nota que a PVS e a DHS (Paula ver na internet que Rex é casado) aconteceram na sequência correta.

Teriam as regularidades funcionado de maneira tão genial que fizeram com que Paula investigasse Rex na internet e adquirisse sua DHS só depois de ter sido "rapidamente" a "agressora" de John? Por que não consultou a internet dois meses depois de conhecer Rex?

Nos outros casos de pacientes mencionados aqui, tudo acontece muito mais devagar, isto é, em períodos maiores. Em primeiro lugar, a PVS acontece como ação e reconhecimento da minha vítima de que ela é uma vítima. Em seguida, leva certo tempo até surgir um agressor PVS para a mudança de posição. E depois acontece a DHS, também como unidade da ação e do reconhecimento de que sou vítima.

Nesse caso, inconscientemente, Rex fez com que Paula sofresse uma DHS mais tarde. Antes da DHS, as leis espirituais fazem com que Paula também cometa a respectiva PVS, para que possa reconhecer que Rex não agiu por maldade "generalizada", mas por um motivo que ela — depois de seu próprio ato PVS — é capaz de entender: não posso deixar escapar uma pessoa tão bonita como parceiro sexual. Paula afirmou que não costuma agir assim e que ela própria se surpreendeu com seu comportamento na situação com John. Quando aconteceu a DHS e Paula conseguiu ver a PVS a ela associada — tinham-se passado apenas dois dias, e só por isso descobriu —, conseguiu sentir e entender como Rex havia se sentido. E esse foi o fundamento para ela poder realmente perdoar. Se Paula não tivesse sofrido a PVS, também não poderia ter perdoado. Só podemos perdoar de verdade quando fomos agressores da mesma maneira. Só assim conseguimos reconhecer por que o outro agiu de determinado modo.

Em geral, vale a seguinte regra: é sempre assim, mesmo em histórias de PVS-DHS, em que ambas ocorram separadamente (como no caso dos outros pacientes descritos).

A história de Paula, Rex e John ainda tem uma peculiaridade. É a primeira que me permitiu reconhecer as leis espirituais. Justamente porque entre a PVS e a DHS decorreram somente dois dias, e como terapeuta de Paula consegui descobrir a relação entre ambas. Fiquei admirada porque, nos outros casos, como já mencionado, havia uma distância maior entre a PVS e a DHS. Portanto, devo agradecer a Deus o fato de ter recebido essa história especial, que me permitiu vislumbrar todas as outras, de acordo com as leis que fui descobrindo aos poucos.

De resto, o caso com John acabou no dia em que ela lhe contou que tinha seis anos a mais.

★★★★★

Dados pessoais: Josefine, 67 anos, canhota
Sintomas: pouca vitalidade; há muitos anos sofre de arritmias cardíacas
Órgão: artérias coronárias
Conteúdo do conflito: conflito sexual

Vivência do conflito/DHS:

Josefine fazia comigo terapia conversacional, o acompanhamento do impulso de vida. Sua meta era ter mais alegria. Contou dois eventos marcantes da sua infância, que revelaram o seguinte: aos 6 anos, durante uma brincadeira, seu pai tocou com o dedo entre suas nádegas, sem intenção sexual.

Julgamento DHS:

Você, pai, me tocou num lugar proibido (por baixo da minha saia).

Por que Josefine assimilou o evento DHS como um conflito sexual e por que isso aconteceu com ela?

Nesse caso, o pai é um agressor involuntário. É o Espelho para a criança que foi Josefine, e mostra: querida Josefine, você tem uma ferida no local, que tem a ver com um dedo. Você não se perdoou por alguma coisa.

Josefine não precisou buscar por muito tempo. Quando tinha 3 anos, brincou com a meia-calça fina da sua mãe. A meia estava desfiada. Josefine acompanhou o desfiado com seus dedinhos até em cima, por baixo da saia da mãe (PVS).

Julgamento PVS:

Eu, Josefine, toquei minha mãe em um local proibido (por baixo da sua saia).

A mãe, que ficou muito constrangida diante das outras pessoas presentes, bateu nos dedos de Josefine. A partir desse momento, a menina não tocou mais na mãe e deixou de receber carinhos e abraços por parte dela. Josefine não se perdoou pela história com a meia. O pai refletiu esse evento para ela ao tocá-la com o dedo, provocando um conflito sexual (DHS). Devido à sua ação, ela passou a rejeitar também o pai.

A partir do terceiro ano de vida, Josefine começou a querer agradar os outros. Primeiro quis agradar a mãe, deixando de tocá-la, pois já havia sido repreendida por isso. Com o passar dos anos, quis agradar a todo o mundo, aos filhos e ao marido.

Até em seu casamento comportou-se com cautela e reserva. Deixou de ser autêntica para se comportar como sua mãe queria. Tinha de ser assim.

Ao reler estas linhas (naturalmente dei-lhe seu caso para ler), percebeu que, de certo modo, sempre teve essa postura. No futuro, pretende prestar atenção, a fim de reviver seus impulsos.

Fase de cura:

Josefine conseguiu perdoar seu pai, sua mãe e a si mesma. Suas arritmias cardíacas desapareceram em poucas semanas, e ela voltou a se sentir mais feliz.

★★★★★

Interrupção da menstruação há sete anos

Dados pessoais: Jenni, 34 anos, canhota
Sintomas: interrupção da menstruação há sete anos, nível baixo de estrogênio, nível elevado de prolactina
Órgãos: ovários, hipófise
Conteúdo do conflito: ovário: conflito grave envolvendo o órgão genital; conflito de perda em relação ao filho
hipófise: conflito de não poder sustentar a família

Vivência do conflito/DHS:

Alexandra, amiga de longa data de Jenni, disse que se afastaria dela caso ela engravidasse, pois achava que, aos 23 anos, Jenni não seria capaz de sustentar uma família. Seria cedo demais e uma irresponsabilidade. O mesmo foi dito pelo namorado de Jenni na ocasião.

Conflito: não poder sustentar a família.

Julgamento DHS:

Você, Alexandra, é a pessoa que ameaçou me abandonar se eu engravidar [conflito de perda] e, com isso, destruiu minha futura família (genes) [conflito grave envolvendo o órgão genital]; e você é a pessoa que acredita que eu não conseguiria cuidar de um filho. Por sua causa, não tenho filhos nem família.

Agressor involuntário, o que não foi perdoado/PVS:

Quando tinha 15 anos, Jenni convenceu sua mãe a deixarem o pai. Abandonaram-no porque ele não havia cuidado bem delas.

Julgamento PVS:

Eu, Jenni, fui a pessoa que tirou do pai a filha (Jenni) e a esposa [conflito de perda] e que, com isso, destruiu a família (os genes) [conflito grave envolvendo o órgão genital], porque acreditava que ele não havia cuidado bem de nós e que tampouco o faria no futuro. Por minha causa, ele deixou de ter filha e família.

Com suas ameaças, Alexandra e o namorado de Jenni na época lhe mostraram que ela ainda não havia se perdoado, ou seja, quando não teve compaixão pelo pai.

Solução do conflito:

Em pensamento, Jenni pôde pedir desculpas sinceras ao pai, já falecido.

Pediu que sua melhor amiga, Alexandra, se desculpasse com ela por não tê-la apoiado e por tê-la ameaçado. Também lhe pediu para dizer que continuaria a ser sua amiga quando tivesse um filho, pois poderia sustentá-lo (nesse meio-tempo, arranjou um emprego e um marido). Pediu o mesmo ao marido. Ambos lhe asseguraram que ficariam a seu lado quando ela tivesse um filho. Assim Jenni reconquistou a harmonia.

Também perdoou o ex-namorado, o que foi muito fácil, pois, de todo modo, ele não era a pessoa certa para ela.

Fase de cura:

Começa com muito cansaço, depois de catorze dias de dores abdominais e corrimento leve. Os níveis de estrogênio e prolactina se modificaram aos poucos. De modo geral, Jenni está visivelmente mais equilibrada e feliz.

No momento, a falta de menstruação e o desejo de ter filhos já não são importantes para Jenni. No entanto, aconselhei-a a adotar um gatinho para que sua entidade biológica tenha um filho que possa sustentar. Assim, o conflito pode ser solucionado também biologicamente. Jenni disse que pretendia mesmo fazer isso, quando ela e o marido realizassem o seu sonho de mudar para o interior. Além disso, pretende mudar de profissão e trabalhar com crianças, o que também pode contribuir para a solução do conflito.

O caso de Jenni tornou compreensível o caso seguinte, com sua melhor amiga Alexandra.

★★★★★

Interrupção da menstruação há quatro meses

Dados pessoais:	Alexandra, 32 anos, canhota (melhor amiga de Jenni — exemplo da interrupção de menstruação há sete anos)
Sintomas:	interrupção da menstruação há quatro meses
Órgão:	ovário, hipófise
Conteúdo do conflito:	conflito de perda, conflito de não poder sustentar

Vivência do conflito/DHS:

Seu cavalo predileto morreu subitamente há sete meses.

Julgamento DHS:

Você, cavalo, me abandonou.

Agressor involuntário, o que não foi perdoado (PVS):

(Veja o caso anterior — aconteceu quase ao mesmo tempo em que Jenni solucionou o seu.)

Julgamento PVS:

Eu, Alexandra, quis abandonar Jenni. Sou a pessoa responsável por Jenni não ter filhos.

Alexandra teve o choque de conflito porque quis abandonar sua amiga. Além disso, também reconheceu que não cuidou bem do seu cavalo/não o alimentou (porque ele estava em outra cidade).

Solução do conflito:

Com carinho e em pensamento, Alexandra pediu desculpas ao seu cavalo e tomou providências para que a urna com suas cinzas fosse enviada para sua casa e ela pudesse estar mais vezes perto dele. Pediu desculpas à sua melhor amiga Jenni e lhe assegurou que a apoiaria quando tivesse um filho.

Fase de cura:

Um mês depois, Alexandra voltou a menstruar.

★★★★★

Câncer de testículo

Dados pessoais:	Tim, 47 anos, canhoto
Sintomas:	câncer no testículo esquerdo
Órgão:	testículo esquerdo
Conteúdo do conflito:	conflito de perda/lado do parceiro na pessoa canhota

Vivência do conflito/DHS:

Tim é homossexual. Há alguns anos, seu namorado Max terminou inesperadamente com ele.

Julgamento DHS:

Você mentiu para mim, me enganou e me usou para alcançar seus objetivos (coming-out).

Agressor involuntário, o que não foi perdoado (PVS):

Para quem Tim mentiu antes, quem enganou e usou para alcançar seus objetivos?

Antes do relacionamento com Max, Tim tivera um relacionamento com Nicolas. Mentiu para ele, enganou-o e usou-o para alcançar seus objetivos (solução transitória até encontrar algo melhor).

Julgamento PVS:

Eu, Tim, menti para Nicolas, enganei-o e usei-o para alcançar meus objetivos (coming-out).

Solução do conflito:

Depois que deixou Max e o relacionamento com Nicolas voltou a melhorar, Tim pôde solucionar o conflito. A necrose prévia do testículo em atividade de conflito não foi diagnosticada. Somente quando Tim começou a solucionar seu conflito é que passou a sentir uma fisgada no testículo esquerdo por cerca de catorze dias e, após três dias, o local inchou e ficou dolorido. O testículo esquerdo teve de ser removido cirurgicamente, e ele teve de se submeter à quimioterapia.

Depois disso, Tim veio ao meu consultório. Reconheceu imediatamente seu conflito e entendeu qual havia sido o estopim para ele se instalar e qual seria a solução. Desse modo, conseguiu livrar-se do medo do câncer. Ao compreender a causa da sua doença, Tim pôde demonstrar compaixão por Nicolas e lhe oferecer o perdão, o que reforçou ainda mais o relacionamento de ambos. Assim, conseguiu perdoar mais facilmente a si mesmo e se desapegar de Max.

Fase de cura:

Conseguiu dormir melhor e voltou a sentir-se mais feliz.

★★★★★

Córtex suprarrenal

Dados pessoais:	Lena, 43 anos, destra
Sintomas:	cansaço extremo há quatro anos (sem diagnóstico)
Órgão:	córtex suprarrenal
Conteúdo do conflito:	conflito de ter apostado no cavalo errado

Vivência do conflito/DHS:

Lena gostaria de mudar de profissão. É terapeuta e quer trabalhar numa clínica com amigos, mas para isso teria de se mudar para outra cidade. Está muito entusiasmada com o projeto da clínica. Ao mesmo tempo, conheceu Rudi num seminário. Tornaram-se muito amigos, e ela percebeu que tinham interesses profissionais em comum e os mesmos objetivos. Rudi aspira a um conceito de clínica semelhante, em uma cidade próxima àquela para onde Lena também quer se mudar. Com a imprudência de quem está apaixonada, ela imagina um trabalho profissional conjunto nesse lugar ou até mesmo um relacionamento amoroso. Embora estivesse bastante decidida a trabalhar com seus amigos na nova clínica, inconscientemente esperou por Rudi. A clínica com seus amigos não deu em nada. Por intuição, percebeu que havia emitido os sinais errados. Nesse meio-tempo, também percebeu que os interesses de Rudi eram diferentes dos que havia imaginado.

Lena se deu conta — e essa foi sua DHS — de que havia apostado no cavalo errado, ou seja, em Rudi, e entrou em conflito ativo. Havia destruído o seu maravilhoso sonho de trabalhar em uma clínica.

A soluções seriam: a clínica dar certo, ela se unir a Rudi e mudar de projeto ou abandonar a ideia da clínica.

Nenhuma das possibilidades ocorreu, e ela não conseguiu abandonar seu projeto.

Devido à decisão errada, Lena adiou por um ano a inauguração da própria clínica, o que a fez perder milhares de euros.

Julgamento DHS:

Você, Rudi, não quis dirigir uma clínica comigo.

Por que Lena não conseguiu abandonar seu projeto e por que sofreu o conflito de "ter apostado no cavalo errado (Rudi)" (PVS)?

Cinco anos antes, Lena ainda não era terapeuta. Exercia outra profissão quando conheceu um médico, Victor, que estava justamente abrindo uma espécie de clínica para tratamento diurno e empregou Lena como assistente científica e depois como administradora. Combinaram que, depois de dois anos, ela assumiria a direção do negócio. Essa clínica para tratamento diurno financiou até mesmo sua formação como terapeuta, curso que ela frequentava nos finais de semana. Os dois anos estavam quase no fim, e a direção do negócio se aproximava. Mas então ela se decidiu pelo caminho da terapia, para depois trabalhar na clínica de Victor como terapeuta, e recusou o posto de diretora. Isso não agradou ao chefe nem aos outros sócios. Ela foi maltratada e, finalmente, despedida. Alguns meses depois, toda a clínica teve de ser fechada porque Lena, provavelmente a "alma" do negócio, fazia falta. Victor teve um prejuízo de alguns milhares de euros. É provável que também tenha apostado no cavalo errado, ou seja, em Lena, que, nesse caso, foi a agressora involuntária.

Agressora involuntária, o que não foi perdoado (PVS):

Julgamento PVS:

Eu, Lena, não quis dirigir a clínica junto com Victor.

Na ocasião, Lena não teve compaixão por Victor, pois só vira o *mobbing* (assédio moral), e não os motivos de Victor. Com certeza ele se magoou, pois apostara no cavalo errado (Lena). Lena recusou o posto de diretora do negócio que havia sido prometido para ela dois anos antes.

Fase de cura:

Ao tomar consciência das regularidades, Lena pôde reconhecer que, através de Rudi, não tinha absolutamente apostado no cavalo errado; ao contrário, ele apenas lhe servira de Espelho. Conseguiu perdoar Rudi por ele ter tomado outro caminho, exatamente como Lena fizera antes com Victor. Desse modo, seu conflito de "ter apostado no cavalo errado" pôde ser solucionado, pois, segundo a lei de causa e efeito, a situação e o conflito com Rudi eram inevitáveis.

Da mesma forma, conseguiu se perdoar por ter sido a agressora ao tomar outro caminho que não o esperado por Victor, pois Rudi havia feito o mesmo com ela. Assim, o conflito foi solucionado, seu córtex suprarrenal se curou, e ela se sentiu fortalecida. O cansaço extremo desapareceu.

★★★★★

Nevralgia do trigêmeo

Esse caso mostra outra relação entre o julgamento e a PVS. Mostrarei como se passa de uma cura pendente para outra que termina em SBS. Não formulo o julgamento sobre o agressor DHS, e sim sobre a pessoa que inicia a fase de cura, mas só alcança uma cura pendente. Pois, sobre essa pessoa (por um lado, uma substituição feliz para alguém já falecido), ainda há um julgamento (rejeição: você não é tão afetuoso como o falecido), de maneira que ela também é o estopim da curta fase da atividade de conflito na cura pendente.

Dados pessoais:	Marianne, 38 anos, destra
Sintomas:	nevralgia do trigêmeo — hiperestesia dolorosa do nervo trigêmeo
Órgão:	nervo trigêmeo
Conteúdo do conflito:	conflito de separação — cura pendente, esboço do contato físico no rosto

Vivência do conflito/DHS:

Marianne chegou em maio de 2004 com uma nevralgia do trigêmeo no lado direito do rosto, da qual já sofria havia um ano. Segundo a tabela do doutor Hamer, o conflito em segundo plano é uma separação física, sentida no rosto. Na atividade de conflito, há uma surdez na metade do rosto que não necessariamente deve ser percebida.

A nevralgia do trigêmeo já é a fase de cura. Como a paciente já sofria dela havia um ano, devia estar em cura pendente.

No primeiro dia de tratamento, tivemos a seguinte conversa:

Marion Kohn: Marianne, você perdeu alguém que sempre cumprimentava na face direita, antes de começar a nevralgia do trigêmeo?
Marianne: (começou logo a chorar) A namorada do meu sogro, a querida Margrit, que morreu há um ano e meio. Foi uma grande perda.
Marion Kohn: E o que aconteceu há um ano? Seu sogro arranjou outra namorada?
Marianne: Arranjou. Ela se chama Helga.

Marion Kohn: A nevralgia do trigêmeo já é a fase de cura, só que está demorando demais. Deveria ter se encerrado no máximo depois de meio ano. Isso significa que você não está conseguindo resolver o problema. Talvez a nova namorada do seu sogro não tenha conseguido substituir Margrit. Você não aceita Helga?
Marianne: Fazia cerca de um mês que meu sogro já estava com ela, mas durante esse tempo não quis que ela viesse para a nossa casa. Só que em maio do ano passado ela veio morar conosco. *Não é amorosa nem afetuosa.* Logo depois fiquei com nevralgia do trigêmeo.
Marion Kohn: Essa é a sua nevralgia do trigêmeo. Pertence a um conflito de separação físico, que é sentido no rosto. Na fase ativa, há uma surdez, um déficit. Você perdeu sua Margrit, isto é, na sua vida há, de fato, um déficit. Na fase de cura ocorre um preenchimento, que é Helga. Ela não pode tomar o lugar de Margrit, mas poderia voltar a preencher seu déficit, que é Margrit (no seu nervo trigêmeo), poderia substituí-la.
Marianne: Não, isso ela não pode fazer.

O que aconteceria se parássemos aqui?

Dificilmente Marianne conseguiria resolver seu problema ou encontraria a cura.

Marion Kohn: Então vamos observar qual presente as duas, Margrit e Helga, lhe trazem. Vamos ver por que você adquiriu um conflito de separação com a morte de Margrit e por que não se encaminha para a cura completa.

Por que ela reagiu com a nevralgia do trigêmeo e não com outro tipo de conflito de separação, como uma neurodermatite, ou com um conflito de perda?

Marion Kohn: Quando você se separou de alguém e não se perdoou por isso? Quando e com quem você não agiu com amor e afeição?
Marianne: (chora outra vez) Quando meu pai era vivo, eu não me entendia com ele. E quando morreu de repente, não me perdoei porque não pude lhe dizer quanto o amava apesar de tudo.
Marion Kohn: Que doença ele tinha?
Marianne: Sofria dos *nervos*.
Marion Kohn: Nisso se vê a relação com sua doença. A sua querida Margrit lhe deu o primeiro presente ao morrer. Com o seu Espelho, ela mostrou: você, Marianne, tem uma ferida. Não perdoou a si mesma por alguma razão e foi uma agressora involuntária. Foi agressora quando alguém partiu; alguém de quem você havia se separado e que sofria dos nervos.

E Helga lhe deu o segundo presente. Mostrou que você não foi amorosa nem afetuosa com a pessoa que sofria dos nervos. Você pode se perdoar por isso; sou assim e outras pessoas também. Se puder aceitar esses dois presentes, então poderá ver Helga com outros olhos.

Se conseguir se aproximar de Helga com amor e afeto, ela poderá preencher o lugar de Margrit, e seu trigêmeo irá sarar.

Fase de cura:

No dia seguinte, Marianne estava livre das dores.

Às vezes, quando Marianne ainda se aborrecia com Helga ou quando não era amorosa nem afetuosa, acontecia de seu trigêmeo se manifestar com uma dor bem leve, mas apenas raramente e por pouco tempo.

★★★★★

Esquizofrenia com audição de vozes

Dados pessoais:	Frank, 41 anos, canhoto
Sintomas:	esquizofrenia com audição de vozes — pela primeira vez há dez anos as vozes dizem: "Odiamos você mate-se, você não vai aguentar nem um dia, seria melhor que estivesse morto".
Órgão:	ouvidos
Conteúdo do conflito:	conflito duplo de audição e outros (por exemplo, conflito territorial)

Vivência do conflito/DHS:

Até treze anos atrás, a vida de Frank era relativamente normal. Estudava e tinha uma namorada que morava em outra cidade. Ocasionalmente, ele a ajudava no trabalho. Certo dia, telefonou e disse que ia visitá-la. No entanto, inesperadamente, ela recusou sua visita. Além disso, mencionou que não sabia o que estava acontecendo com ela. Mesmo assim, ele foi até ela, que ficou muito furiosa e o recebeu com expressão de ódio. Semanas depois, descobriu que ela tinha outro homem.

Com a sucessão dos conflitos, ele atingiu uma constelação esquizofrênica e acabou pulando da janela. Foi internado em uma clínica psiquiátrica, onde arranjou outros conflitos. Tornou-se incapacitado para o trabalho e desde então vive de assistência social.

Três anos depois, teve conflitos com a mãe, que não teve consideração por ele, enganou-o e mandou-o de volta para a clínica psiquiátrica, onde ele recebeu psicofármacos e passou a ouvir vozes.

Julgamento DHS:

Você, namorada, me traiu e não disse nada.

Terapia:

Trabalhamos por cerca de uma hora com a técnica das batidas (batendo suavemente nos pontos dos meridianos de energia para dissolver sentimentos e dogmas), a fim de eliminar o intenso ódio contra a namorada. Não foi possível eliminá-lo, apenas atenuá-lo.

Expliquei-lhe que as vozes ou possessões, como ele as chamava, não são ruins em si, apenas querem lhe mostrar qual acontecimento relacionado ao ódio ele ainda não elaborou. As vozes seriam somente Ajudantes. Então lhe expliquei que a sua ex-namorada não tem, necessariamente, de significar apenas sofrimento; também pode ser vista como uma boa Ajudante.

Perguntei-lhe se já havia traído alguém sem lhe contar nada, quando e por que agiu assim e se o fizera por ódio.

Agressor involuntário, o que não foi perdoado (PVS):

Frank respondeu imediatamente. Disse que era algo horrível. Quando adolescente, amordaçou duas crianças pequenas na floresta com seu amigo. Perguntei-lhe o que isso tinha a ver com traição, pois não vi a relação. (Mas não se trata da minha percepção, e sim daquela do paciente, que quase sempre logo encontra o acontecimento decisivo, porque se trata de algo que o acompanha há bastante tempo com seu sentimento de culpa). Para ele, foi uma traição contra a humanidade e uma perda da própria ética. E quanto a não ter dito nada? Quando o diretor da escola lhe pediu para contar toda a verdade, ele se calou. Guardou silêncio.

Julgamento PVS:

Eu, Frank, traí alguém (a humanidade) e não disse nada.

Solução do conflito:

Frank reconheceu imediatamente a relação. No mesmo momento, o ódio, o desprezo e a aversão à sua ex-namorada se dissolveu e ele conseguiu perdoá-la inteiramente. Pois, na verdade, sentia ódio, desprezo e aversão por si mesmo. A namorada só teve de mostrar isso a ele.

Frank também pôde sentir o inferno pelo qual as duas crianças passaram naquela ocasião, pois viveu uma situação semelhante com sua namorada. Mentalmente, conseguiu pedir desculpas às crianças.

Em seguida, era preciso fazer com que ele perdoasse a si mesmo na sessão para que pudesse reconhecer as vozes ou possessões e sua ex-namorada como "Ajudantes espirituais ou divinas". Feito isso, disse que nunca se sentira tão relaxado em treze anos. Perguntei-lhe o que lhe diziam as vozes e o que fariam no momento. Disseram-lhe para não ficar mais zangado, pois a partir de então ele poderia levar uma vida totalmente normal.

Porém, isso não aconteceu tão depressa. As vozes voltaram a ficar um pouco desagradáveis e lhe mostraram o que devia elaborar. Uma semana depois, veio até mim e relatou outra experiência difícil, e juntos procuramos o PVS correspondente. Depois da quarta sessão, as vozes ficaram amáveis e o admoestaram a fazer o dever de casa, por exemplo, a afirmação positiva: "Opto por me amar".

Na maioria das vezes, no início da terapia precisamos de uma hora para acabar com o ódio por uma pessoa. Mas depois da quarta sessão isso acontece muito rápido. Ele ainda sentia ódio por um morador do seu prédio. A crítica era a seguinte: "Você, Theodor, fica me encarando e me deixa inseguro". Frank soube imediatamente quando agiu assim. Disse que teria começado nove anos antes e durado cerca de quatro. Na ocasião, sentira como se tivesse um poder obscuro dentro de si. Divertia-se encarando as pessoas na rua. Depois de contar tudo isso e entender, conseguiu perdoar Theodor.

As vozes continuavam a dizer: "O dia é longo. O que você quer fazer?"

Interessante é que, quatro semanas antes, pela primeira vez em cerca de onze anos, Frank refletiu se queria continuar estudando. Antes isso era impensável, pois quando não cometia tentativas de suicídio era internado em algum hospital psiquiátrico. Aos poucos, passou a conviver com as pessoas, a frequentar um café e voltou à vida cotidiana. Já não se sentia uma pessoa má e obscura, mas alguém voltado para o bem e para a luz.

Graças às vozes, soube que estava na hora de fazer coisas sensatas, de aprender algo ou continuar estudando. Estou ansiosa para ver como isso vai continuar. A terapia ainda não chegou ao fim.

★★★★★

Ausência de filhos

Dados pessoais:	Laura, 24 anos, destra
Sintomas:	ausência de filhos, primeira menstruação aos 15 anos, relacionamento conturbado com o pai
Órgãos:	veias coronárias, mucosa cervical e do óstio
Conteúdo do conflito:	conflito sexual

Vivência do conflito/DHS:

Aos 12 anos, durante uma brincadeira em uma festa de aniversário, Laura sentou-se no colo de um jovem de cerca de 27 anos por falta de lugar. Quando ele lhe perguntou: "Você gostaria de ganhar dez marcos?", ela se assustou. Seu meio-irmão, que havia ouvido a pergunta, quis saber se ele não poderia ganhar os dez marcos, e o jovem respondeu que isso não era possível, então Laura concluiu que devia ser alguma coisa proibida, algo sexual, visto que era ela quem deveria ganhar o dinheiro.

Julgamento DHS:

Você, homem, quer algo proibido de mim.

Agressor involuntário, o que não foi perdoado (PVS):

De quem Laura quis algo proibido antes? Aos 10 anos, Laura se apaixonou pelo seu novo meio-irmão. Era algo proibido porque era seu irmão (meio-irmão). Os parentes falavam de incesto. Laura se sentiu culpada.

Julgamento (PVS):

Eu, Laura, quis algo proibido dele.

TE/Vivência do conflito:

Antes da PVS, sobre quem Laura emitiu o seguinte julgamento: "Você quer algo proibido de mim?" Quando Laura tinha cerca de 2 anos, sentou-se no colo do seu pai na banheira. Ao entrar no banheiro, sua mãe viu o marido com o membro ereto. Indignada, tirou Laura da banheira e achou que ele queria algo proibido da menina, ou seja, cometer incesto. Isso parece ter marcado a garota sem ela se dar conta. Passou a sentir que o contato físico com o pai era estranho. Quando há três anos lhe perguntou por que ele sempre era tão distante, ele lhe contou sobre essa situação e afirmou que não tinha nenhum sentimento erótico por ela.

Julgamento TE:

Você, pai, quis algo proibido de mim.

Aos 2 anos, Laura percebeu que algo na banheira não estava certo. "Incesto." Mas discordou do julgamento que a mãe fez do pai: "Você, pai, quer algo proibido de mim — eu não" (TE).

Isso lhe serviu de plataforma para ser como seu pai. Aos 10 anos, apaixonou-se pelo seu irmão (meio-irmão). Sentiu-se culpada, pois se tratava de incesto. Fez algo proibido (PVS).

Sua PVS lhe serviu de plataforma para a DHS. Dois anos depois, no colo do jovem que lhe ofereceu dez marcos em troca de sexo — "Você, homem, quer algo proibido de mim" —, essa era a sua DHS. Com esse choque de conflito, o jovem lhe mostrou o Espelho para que ela tivesse a chance de entender de qual julgamento TE e PVS devia se livrar: o julgamento TE sobre o pai, em cujo colo se sentou na banheira, e o julgamento PVS sobre si mesma por causa do amor "proibido" pelo meio-irmão.

Solução do conflito:

Laura conseguiu reconhecer as relações e perdoar seu pai, sua mãe, o jovem e a si mesma. A relação com todas as pessoas implicadas se descontraiu.

★★★★★

Plasmocitoma/câncer nos ossos

Dados pessoais: Clara, 55 anos, canhota

Sintomas: ruptura patológica no braço esquerdo (em consequência de um câncer nos ossos), dores nos ombros, no braço e no tórax, distúrbios do sono

Órgão:	ossos
Conteúdo do conflito:	autodepreciação humana de modo geral

Vivência do conflito/DHS:

O pior acontecimento da vida de Clara aconteceu no dia em que sua fiel conselheira, que trabalhava com anjos e a acompanhava havia dez anos, lhe disse pelo telefone que, segundo soubera dos anjos, já não estaria disponível para Clara e não poderia fazer mais nada por ela. Além disso, nunca mais ligaria para ela. Isso atingiu Clara até a medula (óssea). Sentiu-se rejeitada não só pela conselheira, mas também pelos anjos e por Deus. Resumindo, sentiu-se um lixo: Deus já não queria saber dela.

Julgamento DHS:

Você, conselheira, me mostra que já não tenho valor para você — em contato com Deus.

Agressor involuntário, o que não foi perdoado/PVS:

Quando e por que Clara mostrou a alguém que essa pessoa não valia mais nada para ela — também em contato com Deus?

Há cerca de dez anos, seu marido quis saber se ela amava mais a Deus do que a ele, porque ela só se ocupava de coisas espirituais. Para feri-lo, ela respondeu: "Sim, amo mais a Deus do que a você". O homem ficou furioso e bateu nela. Eis por que no SBS que se seguiu à DHS o braço de Clara foi afetado (relação com o braço do homem que bateu). Ela temeu por sua vida. Depois disso, nenhum dos dois voltou a falar sobre o acontecido.

Julgamento PVS:

Eu, Clara, mostrei ao meu marido que ele já não tinha nenhum valor para mim — em contato com Deus. Deus valia mais para mim.

Aparentemente, Clara reagiu com um câncer ósseo no braço/nos ombros/no tórax quando a conselheira a rejeitou, porque assim pôde reconhecer que rejeitou o próprio marido de maneira semelhante. Graças ao braço, volta sua atenção para o acontecimento decisivo: o fato de ter dito ao marido que amava mais a Deus do que a ele e de ter apanhado. Os dois nunca se perdoaram por isso.

Quando seu marido teve câncer no pulmão (fase de solução do SBS com conteúdo de conflito territorial) e Clara buscou métodos alternativos de cura, ele ficou bem. Porém, ao voltar à clínica para exames de rotina, disseram-lhe que o "tumor" aumentara de tamanho e que ele poderia sobreviver se recebesse logo uma quimioterapia. Segundo a tabela do doutor Hamer, o "tumor", que é somente um inchaço de cura, aumenta por certo tempo. Até fazer os exames na clínica, seu marido estava passando muito bem. O diagnóstico não correspondia a seu estado.

Clara recebeu o marido de volta como um "trapo". A partir de então, ele passou a sentir muito medo de morrer (novo conflito) e, de fato, morreu em pouco tempo.

Posteriormente, na terapia comigo e graças às leis biológicas e espirituais, Clara reconheceu que seu marido havia sofrido o conflito de choque (medo de perder o território) quando ela lhe dissera que amava a Deus mais do que a ele. Ao se voltar mais para Deus, ele também resolveu seu medo de perder território e contraiu câncer nos pulmões (fase de solução!).

Fase ativa:

Diminuição das células (osteólise) nos ossos (ombros, braço e tórax).

Solução do conflito:

Dois anos depois da DHS, Clara procurou outra conselheira que trabalhava com Deus e anjos e que a aconselhou, entre outras coisas, a trabalhar, o que Clara também fez. Assim, passou a ganhar o próprio dinheiro. Depois de dois meses, ficou claro que essa nova conselheira podia ocupar o lugar da outra, porque era igualmente competente e estaria apta a substituí-la. Os anjos e Deus voltaram a lhe dar informações, e Clara voltou a ser valorizada pela conselheira, por Deus e pelos anjos. Com isso, seu conflito foi solucionado.

Começou a sentir dor nos ombros e no braço. Pouco tempo depois, aconteceu uma ruptura patológica.

Em seguida, a paciente me procurou, pois conseguia reconhecer exatamente a relação do seu conflito com a sua doença. Além disso, reconheceu que, desde o contato com a nova conselheira, estava solucionando o seu conflito.

Batendo suavemente em seus pontos meridianos de energia, pudemos desfazer seus sentimentos de culpa em relação ao marido. Além disso, ela conseguiu perdoar a antiga conselheira por ter ferido sua autoestima. Clara fizera exatamente o mesmo com o marido. Entendera que a conselheira fora apenas uma boa Ajudante para que ela pudesse reconhecer com quem havia falhado. Magoara o marido e já podia se perdoar por ter feito isso. Suas mãos se aqueceram, e ela passou a sentir muita fome e intenso cansaço.

Fase de cura:

No início, dores por cerca de meio ano no ombro e braço (onde rompeu). Passadas essas dores, vieram as do tórax, bem como uma hipercalcemia.

Em virtude de outros conflitos em seu ambiente, associados à sua doença, acabou morrendo no hospital, sedada com morfina. Clara vivia repetindo que queria ir para um hospital em que pudesse ser tratada com os conhecimentos do doutor Hamer. Infelizmente, até hoje isso não é possível. Ficou desesperada porque, no hospital de medicina tradicional, ninguém entendia o que ela queria nem como devia ser o seu tratamento.

"Conflito colateral" de Clara:

Antes de Clara consultar a antiga conselheira, não separava as pessoas em "positivas" e "negativas". No entanto, essa conselheira dividia todas as pessoas em grupos, de acordo com seu desenvolvimento, e Clara adotou essa postura devido ao intenso contato com ela. O resultado foi o seguinte: para o andar de cima do prédio de Clara mudou-se uma família com filhos. A mulher se vestia quase sempre de preto e não se dava bem com o marido. Clara, que com frequência recebia "mensagens espirituais", achou que a mulher se dedicava ao satanismo, que ambos planejavam roubar um banco e abusavam de crianças. Perguntou à sua ex-conselheira se isso era verdade. A mulher confirmou, e a família foi taxada de "negativa". Clara escreveu uma carta malcriada para a família, com o seguinte teor: se não se mudassem, ela própria iria se mudar.

Logo em seguida, a ex-conselheira a rejeitou. Um ano depois, Clara sentiu-se possuída por espíritos extremamente malignos, que a torturavam dizendo-lhe coisas desagradáveis, por exemplo que dormia com seu filho (o que ela nunca fez). Sacudiam-na e reviravam-na por dentro, sempre repetindo "positivo e negativo, positivo e negativo..." e muito mais. Clara disse que foi um inferno. Desse modo, já nessa ocasião tomou consciência de que não era certo dividir as pessoas em "positivo" e "negativo".

Então Clara reconheceu que esses espíritos foram bons Ajudantes, porque lhe mostraram como ela havia se comportado com a família que morava no andar acima do seu. Assim como os acusara de abuso de crianças, foi acusada por eles do mesmo crime. Recebeu na mesma moeda! Até então, pensou que esse fato tivesse relação com vidas passadas, em que tivesse sido uma agressora desse tipo. Não imaginava que os espíritos espelhassem seu comportamento nesta vida. Clara reconheceu que, com amor incondicional, eles lhe mostraram (mesmo que de forma muito desagradável) qual comportamento seu não estava correto.

Também reconheceu que, embora pudesse pedir ajuda, não deveria voltar a ser tão dependente quanto ficou da ex--conselheira.

Os conflitos passados com seu marido, com a ex-conselheira, com a família do andar de cima e os espíritos permitiram que Clara se aproximasse das pessoas com muito respeito. Conseguiu perdoar todos, o que a fez sentir-se em paz.

★★★★★

Compulsão à limpeza

Dados pessoais: Anna, 30 anos, destra
Sintoma: compulsão à limpeza

Anamnese:

Quando veio me consultar, fazia cerca de três anos que Anna sofria de uma forte compulsão à limpeza. Contou que trabalhava num hospital havia muito tempo. Antes, tocava nos pacientes sem usar luvas, mas certo dia uma colega lhe disse que devia usá-las por causa de eventuais riscos de infecção. A partir de então, Anna ficou com medo de ser contaminada. Esse medo aumentou quando trabalhou com casos de emergência em que se tratava de vida ou morte. Certa vez, um paciente de quem cuidava perdeu muito sangue. Anna achou que sua compulsão à limpeza tinha a ver com este e outros casos semelhantes, em que o sangue representava um papel importante, e com o maior medo de contaminação. Mas não era verdade, pois não foi afetada pela compulsão logo depois desses acontecimentos. Além disso, sentia muito mais medo e nojo dos outros fluidos corporais, como o suor e a saliva.

A compulsão à limpeza implica uma combinação de conflitos. Provavelmente Anna sofreu o primeiro conflito sobre esse tema porque seu pai cuspiu nela de propósito quando era criança.

Vivência do conflito/DHS:

Em uma festa do trabalho, seu colega homossexual a agarrou e beijou de repente. Foi algo inesperado, dramático e isolado, com o qual ela nunca contara.

Julgamento DHS:

Você, colega, invadiu minha esfera privada.

Quando e por que Anna invadiu a esfera privada de alguma pessoa?

Como Anna tinha conhecimentos médicos, nove anos antes havia pedido à família para não ligar o pai a aparelhos que o mantivessem vivo. Ele sofria de câncer e edema pulmonar e estava em estágio terminal. A concordância dos familiares lhe deixou com um enorme sentimento de culpa por vários anos, criando, assim, uma plataforma para a DHS. Pouco antes da festa em que o amigo homossexual a beijara, Anna havia conversado sobre o pai com uma colega.

Agressor involuntário, o que não foi perdoado (PVS):

Julgamento PVS:

Eu, Anna, invadi a esfera privada do meu pai, decidindo por ele que não ficasse ligado a aparelhos que o mantivessem vivo, mas que fosse sedado com morfina para não sofrer tanto, visto que o edema pulmonar já estava muito avançado.

Acontecimento traumático (TE):

Quando Anna era criança, seu pai cuspiu intencionalmente nela. A partir dessa situação, ela passou a sentir muito nojo.

Julgamento TE:

Você, pai, invadiu minha esfera privada ao cuspir em mim.

Terapia:

Anna executou o ritual do perdão. Perdoou sobretudo a si mesma por ter defendido a eutanásia, uma vez que decidira não manter o pai ligado a aparelhos.

Fase de cura:

Em poucos dias, a compulsão à limpeza havia se reduzido a zero.

"Conflito colateral" de Anna:

Às vezes Anna ainda acha que pode ser contaminada. Isso tem relação com outra constelação de conflito, mas recai no mesmo sentimento de culpa pelo pai. Na ocasião, ela não quis tomar a decisão de desligar os aparelhos do pai. Embora não quisesse, assumiu a responsabilidade pela família.

Contudo, essa não foi a única vez em sua vida em que desempenhou esse papel. Sempre se vê na situação de ter de assumir a responsabilidade por outra pessoa (dilema), o que não é sua tarefa nem seu papel. Já entendeu isso. Durante dois meses, prestou muita atenção para perceber o que os outros querem dela e o que ela não quer. Aprendeu a dizer não. E isso é muito importante, além dos outros conflitos. Pois se já não se deixar pressionar, por exemplo, pela família, não sofrerá nenhuma DHS associada a seu antigo julgamento PVS e, assim, escapará do perigo de ter outra compulsão à limpeza.

★★★★★

Alergia

Karin veio ao meu consultório com uma grave alergia a pólen. Bastou sair de casa para ter nariz, garganta e olhos afetados. Mas, no fundo, em casa tampouco se sentia melhor.

Karin se lembrava bem de quando a alergia começara. Muitas vezes o acontecimento se dá exatamente um ano antes do surgimento da alergia, e esse também foi seu caso. Dez anos antes, na primavera, seu marido a obrigou a assinar uma caução para sua academia de ginástica. Karin não queria, mas acabou assinando. Em seguida, saiu ao ar livre. A partir de então, ficou alérgica a pólen, mas só o percebeu um ano mais tarde. Pouco tempo depois, separou-se do marido, não sem muito sofrimento. Nas últimas férias com ele no Mar Báltico, disse-lhe que iria se separar. Nem chegaram a aproveitar o local e a paisagem de juncos.

Quando veio me procurar, a alergia já a incomodava havia nove anos.

Durante uma hora, esclarecemos todas as suas emoções sobre esse acontecimento, sobretudo a raiva pelo ex-marido e seu sentimento de culpa por tê-lo abandonado. Durante esse período, os sintomas desapareceram por completo.

Catorze dias depois, quando esteve no Mar Báltico com seu namorado, a alergia voltou de repente, mas somente nesse local. Fizemos uma nova sessão, em que lhe perguntei onde exatamente estivera e o que naquele lugar a fazia lembrar-se do ex-marido. Ela se deu conta de que ali dissera ao marido que queria terminar seu casamento. Só precisou eliminar seus últimos sentimentos de culpa para ficar livre para sempre da sua alergia a pólen aonde quer que fosse.

Diariamente recebo no meu consultório pessoas com doenças que não são muito fáceis de tratar, como no caso de Karin. Essas pessoas são abandonadas tanto pelos médicos alopatas quanto pelos naturopatas. Os conhecimentos do doutor Hamer e as cinco leis biológicas naturais são para mim uma base absoluta para entender por que a pessoa adoeceu. Além disso, eu gostaria de complementar esses conhecimentos, permitindo que as pessoas entendam melhor essa solução biológica. São necessários alguns anos até que se consiga desenvolver um sentimento correspondente e submetê-lo à terapia. Infelizmente, muitos conflitos não podem ser solucionados biologicamente. Certamente o doutor Hamer também sabe disso.

Às vezes as pessoas entram em desespero quando não conseguem resolver o conflito, pois sentem que estão cercadas por trilhos. A questão não é simplesmente evitá-los. Se fosse assim, Karin já não poderia viajar para o Mar Báltico nem para outros lugares com uma paisagem semelhante. O fato de ter terminado seu casamento nesse local não teria sido suficiente para impedir o aparecimento de seus sintomas. Precisou trabalhar bem mais para isso. Teve de desistir de fazer alguns julgamentos sobre seu ex-marido e sobre si mesma.

Desesperadas, muitas pessoas me procuram relatando acontecimentos semelhantes. Karin também retornou porque, um ano depois, voltou a ter os sintomas de alergia depois de sair correndo da casa do namorado. Foi o mesmo tema de antes, como tinha ocorrido com seu ex-marido. No entanto, os sintomas eram diferentes dos mencionados antes porque aconteceram em outro mês e em outro lugar. Dessa vez, sentiu-os principalmente em seu próprio apartamento, que havia sido tema da discussão com seu namorado. Também solucionamos esse problema com a terapia.

Mas logo Karin voltou com outra alergia. Não vou me alongar sobre o assunto porque o tratamento ainda está sendo realizado. Seja como for, podemos dizer que Karin ainda não entendeu muito bem a relação entre sua alergia e seu padrão de comportamento. Aparentemente, estava fugindo não apenas do seu namorado, mas também para o seu padrão, segundo o qual ela sempre faz tudo para os homens, até não aguentar mais e sentir necessidade de ir embora. Essa situação tem a ver com o seu primeiro amor, para o qual ela não fez tudo o que ele queria e acabou sendo abandonada. A partir de então, passou a adotar o padrão de fazer tudo para os homens para que eles não a abandonassem. Já não queria sentir a dor da perda do primeiro namorado. Por isso, sempre abandonou os homens antes que eles a abandonassem. Provavelmente teremos de trabalhar esse padrão.

★★★★★

"Boneca de tiro ao alvo"

Como já mencionei na Introdução, para mim esse caso foi um acontecimento decisivo. Tomei consciência de que as leis espirituais merecem muita atenção.

Johanna queria se dar mais valor. Queria sobretudo entender por que era perseguida pelo sentimento de que os outros poderiam desprezá-la.

Durante diversos exercícios, deparamo-nos com um acontecimento de sua época escolar, entre a sexta e a oitava séries.

Com frequência, sua professora de matemática a chamava de "boneca de tiro ao alvo", o que a magoava muito. Até o meu seminário ela ainda sentia essa mágoa, embora já estivesse com quase 80 anos. Achava que tinha sido uma menina normal, que não dera nenhum motivo para sua professora chamá-la de "boneca de tiro ao alvo". Por que esse tipo de coisa acontece?

Como conheço as leis espirituais, perguntei-lhe o que tinha de ser perguntado. Foi apenas UMA pergunta, mas a correta: consegue se lembrar de um acontecimento na sua vida que possa estar relacionado com o ato de "atirar"? Contra quem você atirou? Em sua situação, Johanna levou a pergunta a sério. Então, de repente surgiram pensamentos e imagens havia muito tempo "esquecidos" ou "reprimidos".

Não fui só eu que quase caiu da cadeira, mas também todos os outros participantes do seminário e, naturalmente, a própria Johanna, quando contou que tinha um irmão oito anos mais velho. Ela prestava "serviços" para ele e seus amigos, que executava com prazer e sem constatação, até que certo dia eles causaram grande dor à menina de 6 anos. Arrancaram seus dentes de leite que estavam moles e Johanna ficou muito decepcionada. Numa oportunidade adequada, pegou a espingarda com que os meninos costumavam atirar e perguntou a um deles se ele colocaria a mão no cano. Ele o fez! Johanna apertou o gatilho, e o tiro acertou sua mão.

Com isso, Johanna criou sua plataforma (sua PVS), e seis anos depois, com amor incondicional, a professora mostrou com suas palavras maldosas ("boneca de tiro ao alvo") o que Johanna não havia perdoado e por quem se sentia "culpada". Então Johanna pôde perdoar e agradecer essa professora na meditação. Ao garoto em cuja mão atirou, também pediu perdão na meditação e perdoou a si mesma. O sentimento de que os outros podiam desprezá-la desapareceu.

★★★★★

Câncer no pulmão

Dados pessoais:	Lisa, 52 anos, destra
Sintomas:	nódulo pulmonar, medo constante da morte, graves distúrbios do sono
Órgão:	pulmão
Conteúdo do conflito:	medo da morte de outra pessoa; posteriormente, medo da própria morte

Vivência do conflito/DHS:

Há um ano, o pai de Lisa foi diagnosticado com câncer de pele. Para Lisa, foi um choque. Ficou com medo de que o pai morresse, o que aconteceu meio ano depois.

Julgamento DHS:

Você, pai, me causa medo da morte.

Depois de lidar com a morte do pai e cuidar das coisas dele, teve febre, tosse e, durante seis semanas, sentiu-se cansada e doente (fase de cura). Segundo a tabela do doutor Hamer, a fase de cura do nódulo pulmonar é a tuberculose. A medicina tradicional diagnosticou uma pneumonia. Três meses depois, quando ela ainda apresentava tosse intensa, foi ao médico e pediu um exame de raios X, que demonstrou a existência de um nódulo pulmonar.

Agressor involuntário, o que não foi perdoado e quando faltou compaixão (PVS):

Quando e por que Lisa agiu de modo que outra pessoa pudesse sentir medo que ela morresse? Há anos Lisa sofreu dois abortos. Um deles lhe fez muito mal. Lisa é uma mulher muito religiosa, que recebeu uma educação católica rígida. Havia pedido um filho à Virgem Maria e acabou engravidando. No entanto, durante a gravidez, teve uma briga tão grande com seu namorado que, durante a noite, desistiu do filho. Quis abortar, matar seu filho, como ela mesma disse.

Julgamento PVS:

Eu, Lisa, fiz você, filho, sentir medo da morte.

Solução do conflito:

A solução do conflito aconteceu imediatamente depois da morte do pai, quando Lisa lidou com a situação e doou seus pertences. O pai estava morto, e o medo da morte "havia perdido a razão de ser". No entanto, o sentimento de culpa em relação ao pai e críticas em relação à mãe colocaram-na em atividade de conflito.

Fase de cura:

Lisa não conhecia as leis espirituais quando seu pai morreu. Intuitivamente, achou que tinha de se confessar por causa dos abortos. Contudo, ainda não o tinha feito quando se tornou minha paciente. Ficou surpresa ao reconhecer a relação dos dois acontecimentos (morte do pai e os abortos).

Teve muita dificuldade para se perdoar pelos abortos. Com minha ajuda, liberou suas pesadas emoções por causa dos abortos, da morte do pai e de seus julgamentos em relação à mãe que, na sua opinião, não havia cuidado muito bem do marido.

Depois de dois meses de terapia, conseguiu ter noites inteiras de sono e, um mês mais tarde, a tomografia computadorizada do pulmão já não indicava nenhum nódulo.

Após cerca de um ano, Lisa voltou ao meu consultório porque tinha problemas graves com a irmã. Sob minha supervisão, cumpriu passo a passo o ritual do perdão que eu havia desenvolvido nesse intervalo.

Devido ao comportamento "maldoso" da sua irmã, voltamos ao aborto de Lisa. O relacionamento não esclarecido entre ela e o pai da criança abortada nos levou outra vez ao seu pai. Quando ela era criança, ele a fez ter um intenso medo da morte (TE). Depois que Lisa perdoou seu pai, sua irmã, a si mesma e o pai da criança abortada, teve outra pneumonia. No hospital, confirmaram-lhe novamente que não havia sinal de nódulo pulmonar. Depois de catorze dias, estava curada da pneumonia.

★★★★★

Distúrbios cardíacos

Dados pessoais: Nancy, 22 anos, destra
Sintomas: dores no coração, arritmia

Órgão:	artérias coronárias, músculo do coração
Conteúdo do conflito:	conflito territorial, de exigência excessiva, entre outros

Vivência do conflito/DHS:

Nancy ficou fora de casa por uma hora. Quando voltou, o cachorro que acabara de adotar estraçalhara seu coelho predileto. Por meia hora ficou parada, sem ação, diante dele. Como conhecia o fundamento biológico, quis agir. A primeira coisa que fez foi tirar o coelho de perto para que o cão não o dilacerasse ainda mais. Desse modo, não solucionou nada, pois o "cão malfeitor" ainda estava lá. Aconselharam-na a dar o cão, porque ele seria um "trilho". E ela o fez. Além disso, teria de parar de usar o emplastro de hormônio para que seu conflito se tornasse inconsistente quando ela já não reagisse "como um homem defendendo o território".

Fez o que lhe foi sugerido e algumas coisas se resolveram, mas voltou a sentir arritmia com pontadas no coração. Tinha um medo constante e sentimento de perda e culpa em relação aos animais, sobretudo em relação ao cão, que estava em um canil. Dormia muito mal e acordava o tempo todo durante a noite com pensamentos compulsivos.

Julgamento:

Você, cão, tirou o que eu mais amava.

Agressor involuntário, o que não foi perdoado, quando faltou compaixão (PVS):

Quem, quando e por que Nancy tirou de alguém o que ele mais amava?

Julgamento PVS:

Eu, Nancy, tirei dos meus sogros o que eles mais amavam: seu filho.

Nancy não entendia que seus sogros estavam sempre querendo algo do filho. Achava que ele deveria preocupar-se mais consigo mesmo. Por isso, muitas vezes afastou o namorado dos pais para que ele não se preocupasse tanto com eles. A relação entre ela e os sogros não era marcada pelo amor.

Desde o início, o fato de Nancy ser vegetariana causou desentendimentos. Os sogros queriam que ela voltasse a comer carne, mas, em vez disso, seu filho também se tornou vegetariano. Portanto, Nancy tinha um problema com o consumo de carne. Digno de nota é o fato de que Nancy sofreu o conflito territorial justamente por causa de um carnívoro (o cão que devorou o coelho).

Solução do conflito:

Depois que me procurou, usamos a técnica de bater suavemente em seus pontos meridianos de energia para liberar suas emoções intensas e seu sentimento de culpa. Graças ao cão, Nancy conseguiu reconhecer que seu problema era com os "carnívoros". Através da perda do que mais amava, o coelho, conseguiu se colocar no lugar dos sogros e perceber o que eles sentiam com o afastamento do filho.

Dois dias antes de Nancy me procurar, estava um pouco melhor. Nesse momento, em razão de sua doença, preocupava-se com a brevidade da vida. Pediu desculpas ao namorado por ter uma relação tão ruim com os sogros. Queria mudar a situação. Ficou muito surpresa por ter chorado ao se abrir com o namorado. Ainda não imaginava que a relação com os sogros tivesse a ver com o conflito com o cão. Ficou ainda mais impressionada e convencida quando entendeu as relações no meu consultório.

Fase de cura:

Logo depois da sessão, Nancy disse: "Fazia meses não me sentia tão bem". Estava novamente feliz. À noite quis se desculpar com os sogros e tentar um relacionamento melhor com eles.

Também já não temia pela sua saúde, porque tinha entendido tudo muito bem. A arritmia e as pontadas no coração haviam desaparecido.

Mas não foi tão fácil assim! Depois de dois dias, os problemas cardíacos haviam voltado. Por quê?

Nesse meio-tempo, havia adquirido um novo cão e um novo coelho, que, obviamente, mantinha bem distantes um do outro. Os distúrbios cardíacos duraram mais dois meses. Embora não fossem intensos, eram sentidos de duas a três vezes por dia. Era indiferente se estivesse na casa dos pais ou no local onde estavam o novo cachorro e os outros animais. Com frequência, Nancy sentia medo de morrer porque os distúrbios cardíacos continuavam. Foi a muitos terapeutas. Esse comportamento de consultar vários terapeutas se assemelhava ao dos sogros, que sempre requisitavam o filho. Tinha adotado o comportamento dos sogros, que julgara, e já não conseguia se livrar dele.

Nancy fez os seguintes exercícios:

Preciso constantemente das outras pessoas...

... porque não quero ficar sozinha com meus problemas.

... porque preciso da confirmação de que tudo ficará bem.
... porque quero ser consolada.
... porque acredito que sozinha não sou capaz.
... porque preciso de ajuda e apoio.
... porque quando estou sozinha, fico com medo.
... porque quero compartilhar meus problemas e medos.
... porque assim me sinto mais segura.

Queridos sogros, eu os perdoo por terem precisado do seu filho...
... porque vocês não querem ficar sozinhos.
... porque precisam da confirmação de que tudo ficará bem.
... porque querem ser consolados.
... porque acreditam que sozinhos não são capazes.
... porque precisam de ajuda e apoio.
... porque sentem medo quando estão sozinhos.
... porque querem compartilhar seus problemas e medos.
... porque assim se sentem mais seguros.

Eu disse "não" aos meus sogros...
... porque eles me aborreciam.
... porque queria ficar a sós com meu namorado.
... porque meu namorado sempre queria fazer muita coisa por eles sem receber nada em troca.

Perdoo todos (principalmente os terapeutas) que em alguma ocasião disseram "não" para mim...
... porque eu os aborrecia.
... porque queriam ficar a sós com suas famílias.

... porque sempre queriam fazer muita coisa por mim sem receber nada em troca.

Com esses exercícios, Nancy aprendeu a conhecer melhor os sogros. Mais uma vez, pediu desculpas a eles. Abraçaram-se e choraram. A relação de Nancy com eles melhorou muito e tem, principalmente, mais compaixão. Ela também já não impede a relação do namorado com os pais e consegue consolar os sogros pelo fato de o filho ter saído da casa deles para morar com ela.

Com o exercício seguinte, Nancy aprendeu a entender e a amar melhor seu avô tal como ele é. Sua compaixão foi despertada também nesse caso.

Não consigo deixar de pensar nos meus distúrbios cardíacos, sempre falo aos outros sobre eles e me preocupo com a minha saúde...

... porque tenho medo de morrer.

... porque tenho medo de não ficar completamente curada.

... porque tenho medo de ter sempre problemas no coração.

Vovô, eu o perdoo por não conseguir deixar de pensar nos seus distúrbios cardíacos, por sempre falar deles aos outros e se preocupar com a sua saúde...

... porque você tem medo de morrer.

... porque você tem medo de não ficar totalmente curado.

... porque você tem medo de ter sempre problemas no coração.

Além disso, por muitos anos Nancy julgou os donos de animais de estimação que deles se desfaziam ou compravam um cão de raça. Ela mesma teve de fazer ambas as coisas, por isso pôde fazer seu julgamento.

Nesse meio-tempo, Nancy também desenvolveu um dogma, segundo o qual merecia os distúrbios cardíacos porque havia lidado com os sogros da maneira descrita. Também conseguiu solucionar esse dogma.

Excerto de um e-mail trocado entre Nancy e Marion Kohn:

Nancy:

Agora percebo que sou como os meus sogros, mas não entendo bem por que adoto o mesmo comportamento no dia a dia. Será porque julguei o comportamento deles? Como também julguei as pessoas que tinham um cão de raça, agora também tenho um?

Marion Kohn:

Sim, na minha opinião, tudo vem do julgamento. Através da terceira lei espiritual, aquela do julgamento e da ação compulsiva.

"Não julgueis, para que não sejais julgados. Pois, com o critério com que julgardes, sereis julgados; e, com a medida com que tiverdes medido, vos medirão também. Por que vês tu o argueiro no olho de teu irmão, porém não reparas na trave que está no teu próprio? Ou como dirás a teu irmão: Deixa-me tirar o argueiro do teu olho, quando tens a trave no teu? Hipócrita, tira primeiro a trave do teu

olho e, então, verás claramente para tirar o argueiro do olho de teu irmão."

(Mateus, 7, 1-5)

Esta é uma lei maravilhosa. Se não existisse, todo mundo poderia sair por aí batendo nos outros, sem nunca saber como é apanhar. O universo organizou as coisas muito bem.

Sabe, imagino as coisas assim: quando as pessoas se machucam com palavras/gestos, não vemos a ferida ensanguentada. Mas se pudéssemos ver tudo na aura, ver que a pessoa atingida tem um ferimento "que sangra" e que, por nossas palavras ofensivas, também temos uma mancha negra, limparíamos tudo bem mais depressa. Quem gostaria de andar por aí todo manchado? Ou seríamos constantemente lembrados disso quando víssemos o outro com sua ferida aberta. Não creio que suportaríamos essa visão por muito tempo.

Quando perdoamos, podemos nos curar outra vez.

Penso que, quando se continua a julgar sem perdoar, a terceira lei espiritual entra em ação. E esse é um círculo vicioso sem fim.

Aqui termina o diálogo.

Nancy pôde aprender a se tornar independente, pois era isso que esperava dos seus sogros. Graças à ajuda que recebeu, conseguiu controlar seus problemas do coração. Entendeu bem as cinco leis biológicas naturais e as leis espirituais, conseguiu ajudar a si mesma e deixar-se ajudar.

★★★★★

Desordem

Gerd é uma pessoa muito organizada. Mantém tudo limpo, no lugar, e gostaria muito que as outras pessoas fossem organizadas e limpas como ele. Muitas vezes se aborrece com a desordem dos outros. Como alguém pode ser tão desorganizado?, pensa Gerd. E por que está sempre cercado por pessoas assim?

No meu consultório, Gerd também não deixa de observar cada migalha e fiapo no chão. Sentia-me obrigada a limpar rapidamente a sala antes de ele chegar para a consulta, para que tudo parecesse bem limpo. Por que me senti assim? Segundo as leis espirituais, algum acontecimento em sua vida deve tê-lo feito sentir que tudo tinha de estar em ordem e limpo, caso contrário, ele teria aborrecimentos. Um acontecimento traumático (TE). Foi exatamente o que aconteceu, segundo relatou Gerd.

Sua avó era do tempo em que se exigiam "disciplina e ordem". Na casa dela, Gerd tinha de ser extremamente organizado e manter tudo limpo. Esse é seu TE — sua vivência não elaborada, com uma relação não esclarecida. Desse modo, ele fez o julgamento: "Você, vovó, é 'má' porque me deixa estressado com sua mania de ordem e limpeza".

Depois da morte da avó, Gerd mudou de posição e passou a agir como ela. Sente uma compulsão inconsciente a ser igualmente organizado e limpo. Agora são os seus familiares e amigos que acham estressante sua mania de organização. Quando Gerd reconhecer por que gosta de ordem e limpeza, poderá perdoar a avó; e quando reconhecer por que não tinha vontade de ser organizado quando criança, poderá perdoar seus familiares e amigos por eles não terem vontade de arrumar as coisas. Se agora sofre com a desordem das outras pessoas, poderá reconhecer como sua avó sofria com a sua.

Gerd conseguiu ver com outros olhos — ou melhor, com o coração — sua avó e as pessoas desorganizadas que o rodeiam. O problema "desordem" voltou a uma medida normal.

★★★★★

Exemplos de não perdão

Distúrbios de concentração

Dados pessoais:	Marc, 44 anos, destro
Sintomas:	há cerca de cinco anos, intensos distúrbios de concentração, inquietação, distúrbios do sono e da visão, sensação de desmaio, depressão; desde os 14 anos, dores abdominais e espasmos intestinais
Órgão:	indefinido, porque não fez tomografia computadorizada do cérebro
Conteúdo do conflito:	entre outros, porque sua namorada não é independente, exige demais de si e só se importa consigo mesma

Vivência do conflito/DHS:

Há cinco anos, Marc sofreu um conflito quando sua namorada, bem mais jovem do que ele, o abandonou e voltou para a casa da mãe. Foi uma experiência muito dramática para ele, pois, como professor, a havia ajudado a se sair bem nos estudos. Ela nem sequer achou necessário informá-lo de que havia passado na prova, tampouco lhe agradeceu.

Julgamento DHS:

Você, namorada, não é independente, exige demais de si e só se preocupa consigo mesma. Não passa de uma idiota.

Fase ativa:

Marc tinha graves distúrbios de concentração, geralmente na escola. Esses distúrbios sempre começavam às 10 horas, momento em que a namorada não lhe agradecera a prova bem-sucedida. Além disso, tinha muita dificuldade para dormir, o que só conseguia fazer com a ajuda de soníferos e psicofármacos.

Os sintomas físicos apontavam para o segundo plano do conflito. Marc sempre disse que a namorada era "idiota"; ao mesmo tempo, admirava-se porque justamente ele estava com uma sensação esquisita na cabeça e não conseguia se concentrar. Vale a sentença: nós nos tornamos o que julgamos para desenvolvermos compaixão e conseguirmos ver o Espelho — e então também agradecer.

Agressor involuntário, o que não foi perdoado (PVS):

Com quem, quando e por que Marc só se preocupou consigo mesmo, exigiu demais de si e se tornou dependente?

Marc relatou que houve uma ruptura na sua vida quando tinha 18 anos: a morte de seu querido avô, com quem quase sempre havia morado. Subitamente, ficou sozinho com a avó e responsável por uma casa e um jardim grandes, de que até então o avô cuidara. Essa responsabilidade inevitável o pegou em uma circunstância desfavorável. No momento em que tinha a intenção de "sair para o mundo" e ter mais tempo para os amigos, sua formação profissional e, de modo geral, para uma vida mais livre, foi sobrecarregado com a responsabilidade de cuidar da avó, da casa e do jardim. No entanto, assumiu a tarefa, para a qual parecia estar maduro. Cerca de meia década depois, a avó morreu. Sobretudo depois da sua morte, ficou com a sensação de que não havia cuidado dela o suficiente. Por isso, fazia severas críticas a si mesmo. Até hoje não se perdoa por seu comportamento.

A partir de então, criou um dogma que carregou por vinte anos, e que dizia: "Não cuidei dela o suficiente. Preciso me preocupar mais".

Segundo a quinta lei espiritual, atraímos aquilo em que acreditamos (mesmo inconscientemente) no momento de um(a) TE/PVS/DHS.

Antes de me procurar, Marc já estava na terceira namorada mais jovem, com a qual se preocupava permanentemente. Quando as conheceu, todas tinham cerca de 16 anos, talvez a mesma idade que ele quando era dependente e vivia sobrecarregado. Suas namoradas atendiam ao seu padrão, para que ele pudesse fazer o que acreditava não ter feito para a avó, isto é, ajudá-la, apoiá-la e cuidar dela.

Julgamento PVS:

Eu, Marc, fui dependente, fiquei sobrecarregado e só me preocupei comigo mesmo. Fui um "idiota".

Solução do conflito:

No tratamento, Marc reconheceu os nexos. Conseguiu ver a relação de suas namoradas com o não perdão referente à sua avó. Graças à técnica de bater suavemente em seus pontos meridianos de energia, pudemos atenuar as emoções negativas em relação à ex-namorada e diminuir o próprio sentimento de culpa por causa da avó. No entanto, Marc ainda não está em condições de perdoar a si mesmo nem a última namorada. Diz que o fato de não perdoar o mantém vivo, no que talvez ele tenha razão, no caso de um conflito territorial.

Quis deixar a sessão seguinte para três meses depois, porque precisava digerir o que havia reconhecido. De modo geral, não quer se modificar tão depressa porque, como professor, assume a postura de não perdoar determinadas coisas. Em compensação, aceita os sintomas que ainda se manifestam. Seja como for, já não quer nenhum relacionamento novo.

Fase de cura:

Cerca de três semanas após o tratamento, suas sensações de desmaio desapareceram. Os distúrbios de concentração haviam melhorado apenas em pequeno grau. Conseguia dormir um pouco melhor.

Um ano depois, em uma breve conversa, contou-me que estava bem melhor. Quatro meses após o tratamento, conheceu uma mulher que era totalmente diferente das anteriores. Era independente, o que significa que ele tinha resolvido seu problema referente à avó. Vivem juntos com o filho dele (de um relacionamento anterior) em seu apartamento. Os distúrbios de concentração desapareceram quase por completo. Apenas ocasionalmente, no momento já mencionado, voltam a se manifestar na escola, o que indica que Marc ainda não perdoou de todo sua ex-namorada. Seus distúrbios de sono regrediram visivelmente, mas ainda ocorrem. Por sua vez, isso indica que ainda não se perdoou por completo. Disse a ele que, quando conseguir se perdoar inteiramente, esses sintomas também desaparecerão.

De resto, Marc só estivera comigo uma única vez, em uma sessão de três horas. Portanto, ainda havia muito potencial para a cura.

Há um mês, Marc voltou para uma consulta. Fazia catorze dias que sua depressão e sintomas como tontura, dor no estômago (que ele sente desde os 14 anos), síndrome do pânico sem razão e distúrbios de concentração haviam aumentado consideravelmente, de modo que não estaria apto para o novo ano letivo. Trabalhamos a situação atual de conflito com seus pais e desfizemos o sentimento de culpa correspondente. Marc finalmente conseguiu perdoar sua ex-namorada. Entendeu as regularidades biológicas e espirituais e conseguiu perdoar a si mesmo e aos outros, além de sentir compaixão. Nesse ponto, torna-se visível a extensão do perdão com base nos sintomas ou em sua ausência.

Como forma de relaxamento, ele ainda recebeu um tipo especial de reflexologia podal — a massagem de impulso de vida.

Marc relatou o seguinte:

> Fui melhorando cada vez mais durante o tratamento, o que minha companheira também notou. Apesar da minha posição inteiramente materialista, o tratamento foi tão bem-sucedido que consegui percorrer à noite de carro, sem

tomar nenhum comprimido, os 300 quilômetros até minha casa. Nos primeiros cinco dias após o tratamento, não senti necessidade de tomar remédio. Notei que uma mudança ocorreu como que espontaneamente em meu corpo e em meu pensamento. No início, por três dias tive a sensação de que ainda não tinha despertado de uma anestesia. Meu corpo parecia totalmente enlouquecido, sobretudo o trato digestório. Fiquei muito mal. Por cinco dias quase não saí do banheiro e acabei perdendo alguns quilos, que, nos últimos anos, fizeram meu corpo parecer inchado. Contudo, minha mentalidade mudou de "totalmente pessimista" (nos últimos anos) e depressiva para "positiva e otimista". Voltei a sentir prazer pela vida. Além disso, a síndrome do pânico, que levava à depressão, desapareceu por completo. Os distúrbios de concentração na escola sumiram, voltei a enxergar melhor, e minhas dores no estômago melhoraram consideravelmente. Também reconheci que não posso aceitar tudo e estabeleci um limite em relação aos meus pais. As humilhações tiveram um fim.

Estado atual: tenho certeza de que, sem esse tratamento, não poderia voltar a trabalhar no início do ano letivo. Sinto-me muito bem, tanto do ponto de vista psíquico quanto do ponto de vista físico. De tantos em tantos dias, ainda preciso de meio comprimido. Isso me faz ver que seria muito importante continuar o tratamento em um futuro próximo. Seria muito bom se conseguisse eliminar meus distúrbios do sono. Por fim, gostaria de enfatizar mais uma vez que muitos clínicos gerais e até especialistas não conseguiram me ajudar. OBRIGADO, OBRIGADO, OBRIGADO.

★★★★★

Alterações ósseas

Dados pessoais:	Gerlinde, 71 anos, destra
Sintomas:	inchaço nas articulações e atrofia progressiva dos dedos; lado esquerdo (lado da mãe/do filho) maior do que o direito (lado do parceiro)
Órgão:	falanges

Gerlinde acha muito importante que seus bisnetos realizem atividades fora da escola. Este é um dos principais sentidos de sua vida, e tem plena convicção de que as crianças precisam ser intensamente estimuladas. Para ela, pouco importa se os bisnetos também pensam assim. É preciso motivá-los até se entusiasmarem.

Ao responder às perguntas, mostrou que ela própria, quando criança, nunca fora estimulada e sentiu muita falta disso. Até a morte da mãe, nunca conseguira estabelecer com ela uma relação bem resolvida e de carinho, mas não pretendia ser como ela. Quis ajudar sobretudo seu bisneto mais novo (de 8 anos), levando-o todas as semanas ao caratê e ao futebol. Há um ano insiste para que o menino também toque teclado, mas ele não se mostrou muito interessado. Contudo, devido à insistência de Gerlinde, acabou aceitando assistir à aula.

Um dia, Gerlinde não chegou pontualmente à escola para buscar o menino, que já tinha ido para casa. Isso a pegou de surpresa (DHS). Sabe que, se não for buscá-lo na escola logo após a aula, ele não dará continuidade às atividades extracurriculares. Irá para casa, ficar com a mãe, e terá apoio para não ter de tocar teclado.

Quando não conseguia apanhar o bisneto, Gerlinde tinha regularmente conflitos de autodepreciação (recidivas). Mas quando ia buscá-lo, resolvia esses conflitos e voltava a ficar satisfeita — até a próxima vez. Por causa dessas constantes recaídas no conflito e nas respectivas soluções, seus dedos foram ficando cada vez mais atrofiados.

O conflito consistia em não conseguir "apanhar" o bisneto para levá-lo à aula de teclado, pois ela chegava atrasada. Não conseguia entender que o bisneto ainda não estava em condições de reconhecer quão importantes eram as atividades fora da escola. Gerlinde também não entendia por que os pais não reconheciam a importância das atividades extracurriculares para o menino.

Perguntei-lhe com quem, quando e por que ela não conseguiu reconhecer alguma coisa de que ainda hoje se envergonha. Contou que esse tema atravessou toda a sua vida. Em sua profissão, teve de esconder sua ignorância, pois seus pais nunca a haviam estimulado. Nunca conseguiu perdoar os pais por sua ignorância e pela falta de estímulo.

Gerlinde viu que o bisneto continuava sem vontade de aprender teclado. As dores, o inchaço e a atrofia dos dedos teriam regredido se ela tivesse conseguido despertar entusiasmo no menino ou deixá-lo à vontade. Gerlinde ainda quis tentar convencê-lo por três meses, ainda que isso custasse sua saúde.

Meio ano depois, conseguiu entusiasmar o bisneto a tocar teclado, participando do curso com ele. Assim, houve uma melhora em seus dedos. Quando um compromisso era cancelado, ou seja, quando não conseguia chegar a tempo para apanhar o bisneto, voltava a ter um inchaço temporário nos dedos. Logo depois que começou a perdoar a si mesma e os pais do bisneto pela ignorância, suas dores cessaram.

No caso de Gerlinde, vê-se a complexidade do tema com a ferida do estímulo que ela nunca recebeu.

★★★★★

Oclusão da veia central no olho direito

Dados pessoais: Gerlinde, agora com 72 anos, destra
Sintomas: oclusão da veia central no olho direito, 60% da capacidade de visão, véu e mancha escura diante do olho direito
Órgão: olho

Uma vez a cada três meses, Gerlinde vem ao meu consultório para uma massagem de reflexologia podal. Em uma dessas ocasiões, contou-me que não enxergava bem com o olho direito fazia dois meses. Além disso, via um véu e uma mancha escura ao abrir esse olho. O diagnóstico do médico dizia que se tratava de uma oclusão da veia central no olho. Segundo ele, seria necessário proceder à aplicação de laser. Perguntei a Gerlinde se havia acontecido algo desagradável com ela dois meses antes e que tivesse a ver com a visão. E ela logo começou a contar, pois estava com a consciência pesada.

Antes das férias de seu bisneto, a professora pedira uma reunião de dez minutos com os pais para falar sobre problemas e notas. Sem pedir autorização a eles, Gerlinde aproveitou a ocasião para ir à reunião em seu lugar. Marcou com a professora por volta das 13 horas, horário em que os pais do menino não poderiam comparecer, pois trabalham.

Gerlinde gosta tanto do bisneto que sempre busca incentivá-lo cada vez mais. Isso porque não recebeu nenhum incentivo dos pais quando criança, o que até hoje lhe causa problemas (TE). Ela se vê no bisneto e o usa para fazer algo bom para si mesma.

Portanto, Gerlinde não deixou nenhuma escolha aos pais, que não puderam ir à reunião com a professora. Sentiu-se culpada por isso, ocasionando sua respectiva PVS.

Para mim foi interessante partir da PVS para a respectiva DHS subsequente. Disse a Gerlinde que, após esse evento, deveria ter ocorrido outro em que alguém impedira que ela chegasse a determinado compromisso — e isso deve tê-la afetado muito. Devia ser alguma coisa que a atingira de maneira inesperada, dramática e isolada. Gerlinde disse que havia duas coisas.

Todos os sábados ia visitar o bisneto e com ele repassava as lições de casa e a matéria estudada, para que ele entendesse tudo direito. Certo dia, a mãe do menino disse inesperadamente que Gerlinde não devia mais aparecer, pois primeiro teria de se reconciliar com o neto, pai do menino. Essa rejeição atingiu Gerlinde de maneira inesperada, dramática e isolada (DHS). A mãe do menino estava agindo exatamente do mesmo modo que Gerlinde quando ela não quis que os pais soubessem de um compromisso que tinha a ver com o bisneto e a escola.

Gerlinde reconheceu que a mãe estava refletindo seu sentimento de culpa. Assim, foi acometida pelo conflito/DHS. Podia finalmente perdoar a mãe e a si mesma e compreender que era importante abrir mão dos encontros com o bisneto aos sábados. Tomar essa decisão não foi difícil, pois os encontros a estavam sobrecarregando.

Ainda não quis me contar a segunda história, relacionada ao neto (pai) e que devia ter uma grande importância. Nesse momento, seria demais para ela. Se falasse a respeito, acabaria chorando, e não queria isso de modo algum. Disse que primeiro tinha de digerir o outro caso, que acabara de acontecer, e refletir sobre si mesma.

Já durante o tratamento, o dano no olho direito havia regredido, e o véu, a cintilação e a mancha escura haviam diminuído. Após catorze dias, o incômodo tinha se reduzido consideravelmente, mas ainda não havia desaparecido.

Três meses depois, quando Gerlinde voltou ao meu consultório, os incômodos continuavam iguais. Embora tivesse vindo para a massagem de reflexologia podal, recusou-se terminantemente a receber ajuda para seus problemas emocionais. Pelo menos me contou a história com o neto (de 30 anos), pai do bisneto. Esse conflito se produziu porque Gerlinde sempre tentou ajudar a ele e sua esposa com conselhos sobre a saúde, embora ele não os quisesse. Por isso, proibiu-a de visitar o bisneto e a bisneta aos sábados.

Disse-me: "Não quero me expor emocionalmente. É sentimental demais para mim. Quero ser forte, pois ele não merece que eu sofra. Por isso, aceito o problema na vista". Gerlinde reconheceu esse comportamento como o padrão básico de sua infância.

Chamei sua atenção para o fato de que o neto seria apenas seu Espelho. Era exatamente como ela e não queria receber sua ajuda. Ela própria não queria que eu a ajudasse; preferia sofrer as alterações ósseas (ver caso anterior) e os problemas de visão (ver caso atual) a demonstrar suas emoções. Conseguiu reconhecer isso no final do tratamento e, por conseguinte, entender o neto. Não foi possível fazer mais nesse momento. No entanto, reconheceu que teria de desistir de importuná-los com outras possibilidades terapêuticas, que ela considerava corretas, quando eles não as desejassem. Conseguiu reconhecer por que seu neto e outras pessoas não desejavam nenhuma terapia. Provavelmente o neto tinha a mesma razão que ela e não queria se tornar emocional.

Nesse meio-tempo, o véu e a cintilação diante do olho desapareceram, mas o restante dos problemas na vista permaneceu. Gerlinde compreendeu que sua capacidade de visão melhoraria se esclarecesse sua relação com o neto, ou seja, se ambos pedissem desculpas um ao outro e voltassem a se entender. Foi o que quis fazer em seguida.

Para Gerlinde, é importante conseguir desculpar a própria mãe por ela não a ter incentivado. Para tanto, mentalmente conduzi-a à menina, sua bisneta. Gerlinde conseguiu reconhecer que estava agindo como sua mãe, o que nunca quis. Sempre incentivara e preferira o bisneto. Era louca por ele, mas assim acabou ignorando a bisneta. Embora também a levasse às atividades, não demonstrava muito interesse por ela. E isso a fez sofrer muito naquele momento. Finalmente conseguiu libertar suas emoções.

Reconheceu que sua bisneta passava pela mesma circunstância que ela em relação à sua mãe. E a semelhança ia mais além, pois Gerlinde também teve uma irmã que era incentivada pela mãe. Ao se lembrar dessa situação, conseguiu abrir seu coração para a bisneta. Ficou feliz por ter compreendido tantas coisas e começou a compreender também sua mãe e por que ela a tratara daquele modo. Posteriormente, Gerlinde conseguiu compartilhar os sentimentos da mãe e começou a perdoá-la.

★★★★★

Neurodermatite

Dados pessoais:	Katrin, 22 anos, destra
Sintomas:	neurodermatite — pele e palma das mãos escamosas, secas, vermelhas e rachadas
Órgão:	pele
Conteúdo do conflito:	conflito de separação

Fazia cerca de quatro meses que Katrin tinha neurodermatite na palma das mãos. Passamos um bom tempo tentando descobrir qual poderia ser o conflito. Três anos antes, seu pai adoecera de câncer, e ela passou por um período difícil. Devido a um carcinoma na glândula lacrimal, seu pai teve o olho extraído e fez várias sessões de quimioterapia e radioterapia. Acabou morrendo por causa dos seus efeitos.

Do ponto de vista cronológico, os sintomas de Katrin não combinavam com esses acontecimentos. Não havia um evento de choque de conflito, que, nesse caso, teria de ser necessariamente um conflito de separação. Mas não desistimos, pois devia haver um acontecimento correspondente. Então, usei as leis espirituais em minha pesquisa.

Perguntei a Katrin qual era seu maior sentimento de culpa nos últimos tempos. Ela me respondeu que, havia cerca de um ano e três meses, tinha levado um gatinho para casa — por um lado, para si mesma, mas também para seu pai doente, para distraí-lo um pouco. Sua mãe não ficou nem um pouco entusiasmada com o animal, e Katrin teria de devolver o gato. Isso não era possível, e Katrin não queria se desfazer dele. Desse modo, ignorou a mãe e ficou com o gato. Por isso, sempre havia discussões em sua casa.

Conhecendo o sentimento de culpa de Katrin em relação à mãe, pude fazer-lhe perguntas focadas em sua DHS. Antes do início da neurodermatite, em que ocasião ela tivera problemas com alguma decisão tomada por outra pessoa que não a levara em conta? De repente, Katrin sentiu-se atingida em uma ferida e ficou com lágrimas nos olhos.

Vivência do conflito/DHS:

Katrin ia sair de férias com o namorado, e a mãe os levaria ao aeroporto. Mas mudou de ideia no último instante porque o pai havia conseguido vaga em uma clínica justamente no mesmo dia, e ela teria de levá-lo até lá. Katrin entendeu; afinal, tratava-se do pai, que estava muito doente. No entanto, na época sentiu o ocorrido como um conflito de separação, pois, conforme disse, também gostaria de ser o centro das atenções por dez minutos.

Julgamento DHS:

Você, mãe, não se preocupa comigo. Simplesmente toma uma decisão.

Por que esse conflito aconteceu com Katrin?

Quando e por que Katrin deixou de se preocupar com alguém e simplesmente tomou uma decisão?

Agressor involuntário, o que não foi perdoado (PVS):

Katrin simplesmente tomou a decisão de levar um gato para casa. Não se preocupou com a opinião da mãe.

Julgamento PVS:

Eu, Katrin, não me preocupei com minha mãe. Simplesmente tomei uma decisão.

LW:

Após cerca de meio ano, quando sua mãe já estava se acostumando aos poucos com o gato, Katrin entrou na mudança de situação. Isso significa que já era possível conseguir ver seu sentimento de culpa refletido por uma DHS.

Desde a doença do pai, Katrin sentiu-se desprezada pela mãe, que obviamente cuidava do marido com câncer e não tinha disposição para dispensar a mesma atenção à filha. Embora Katrin entendesse isso, sentia-se desprezada.

Julgamento TE:

Você, mãe, não se preocupa comigo. Simplesmente toma decisões.

O julgamento TE levou Katrin a agir da mesma forma. Isso se manifestou no fato de ela ter arranjado um gato, embora sua mãe não o quisesse (PVS). Katrin não queria magoar a mãe com isso, mas apenas entrar em sintonia com ela, ou seja: "Você não se preocupa comigo" e "eu não me preocupo com você".

Terapia:

Katrin e a mãe conversaram e se perdoaram. O gato tornou-se um membro reconhecido e bem-vindo da família.

Fase de cura:

Após cerca de três semanas, a neurodermatite estava curada, mas infelizmente voltou de forma mais leve depois de catorze dias. O que havia acontecido? Depois da morte do marido, a mãe encontrara um velho conhecido e passou a vê-lo com frequência. Certo dia, ao ligar para a mãe, Katrin soube inesperadamente que ela já estava em um trem para ir encontrar o novo namorado. Mais uma vez, a mãe tomara uma decisão, e partia deixando Katrin. Na verdade, a mãe deveria tê-la avisado, e Katrin voltou a viver seu programa, pois se sentia separada e desprezada de novo.

Uma solução poderia ter sido a mãe perceber que não podia simplesmente tomar as decisões sem antes conversar com a filha. E não podia deixá-la sozinha. Somente assim a filha ficaria curada da neurodermatite.

No entanto, Katrin conseguiu reconhecer que a mãe não aguentaria por muito tempo essa ligação restritiva. Além do mais, Katrin tinha 22 anos, também queria tomar decisões independentes e não ser um peso para a mãe. Deveria haver outra solução. Por que Katrin voltou a ter uma DHS? A plataforma — o conflito com o gato — já havia sido descoberta e perdoada.

Katrin estava passando por uma fase de grande mudança em sua vida. Começou a trabalhar na recepção de uma empresa, o que não lhe agradava e estava lhe causando dor de estômago. Queria seguir sua vocação e estudar fisioterapia; por isso, resolveu pedir demissão. Tomou essa decisão sem conversar antes com a mãe. Por um lado, ficou com a consciência pesada em relação à mãe e, por outro, aborreceu-se com ela quando lhe contou a notícia. Katrin simplesmente tinha tomado uma decisão, o que configurou uma nova plataforma para a DHS com sua mãe, que, como já foi dito, tinha ido encontrar o namorado.

No ritual do perdão, vimos juntos o ponto 11, ou seja, as perguntas da vítima e do agressor. Katrin respondeu às perguntas referentes às situações "gato/aeroporto" e "demissão/namorado". Assim, a solução se tornou mais clara do que antes.

Perguntas da vítima e do agressor

O que a vítima quer/quis de você?

Minha mãe quis que eu levasse o gato embora.

Minha mãe quis que eu lhe comunicasse minha decisão antes de tomá-la.

O que você quer/quis do seu agressor?

Quis que minha mãe me levasse ao aeroporto.

Quis que minha mãe me avisasse quando fosse encontrar o namorado.

O que o seu agressor quer/quis de você?
Minha mãe quis que eu aceitasse sua decisão de que não me levaria ao aeroporto.
Minha mãe quis que eu aceitasse sua decisão em relação a seu namorado e não visse isso como problema.

O que você quer/quis da sua vítima?
Quis que minha mãe aceitasse minha decisão de não levar o gato embora.
Quis que minha mãe aceitasse minha decisão de não trabalhar mais na recepção da empresa e seguir um novo caminho.

Katrin conseguiu reconhecer que ainda não tinha aceitado as decisões de sua mãe. Embora tenha aceitado sua decisão de não a levar ao aeroporto, ainda dependia dela. Ao seguir seu caminho com o novo namorado, a mãe mostrou a Katrin que ela também deveria seguir o seu. Katrin podia aprender que já não precisava do julgamento da mãe e que ela mesma podia tomar a decisão correta para sua vida. Ao mesmo tempo, a mãe também podia aprender a transmitir cada vez mais confiança à filha, para que ela pudesse tomar as decisões sozinhas para sua vida.

A neurodermatite continuou a sarar. Mas sempre que Katrin não declarava sua decisão nem tinha compaixão pela mãe, inconscientemente esta se comportava de modo que fazia Katrin se sentir desprezada. Ao mesmo tempo, Katrin sempre reagia com um pequeno indício de neurodermatite. Dois meses depois, Katrin conseguiu saber o que queria, ou seja, aprender a profissão de fisioterapeuta. Assim, já não teve nenhum problema para encontrar uma vaga de aprendiz.

★★★★★

Impotência

Dados pessoais:	Robert, 24 anos, canhoto
Sintomas:	impotência, autodepreciação, pensa constantemente na morte
Órgão:	veias e artérias coronárias
Conteúdo do conflito:	perda dupla de território

Vivência do conflito/DHS:

Aos 8 anos, Robert viu seu pai espancar o amante de sua mãe. Ficou chocado com o fato de a mãe ter traído o pai. Desde essa época, tem um relacionamento ruim com a mãe, pois a responsabilizou pela destruição da vida familiar. Aos 20 anos, várias vezes foi traído por sua namorada Heike.

Não perdão/julgamento: (3ª lei)

Julgamento DHS:

Não consigo perdoá-la por ter tido um caso extraconjugal.

Dogma surgido: "Mulheres traem"

Após o acontecido, Robert (aos 8 anos) começou a ir mal na escola. O professor o ignorava. Tornou-se um "sujeito arrogante" e repetiu a oitava série. Após a conclusão do ensino médio, tentou trabalhar, mas não conseguiu. Ficou em casa e não foi à universidade, pois não se sentia preparado. Sua autoestima havia piorado dramaticamente desde os acontecimentos aos 8 e aos 20 anos. Sentia-se sempre inseguro, tolo, sem valor e feio. Não conseguia enxergar sua boa aparência, seus êxitos, a conclusão do ensino médio e sua veia criativa. Chorava constantemente e não sabia o que fazer da vida. Após a vivência com Heike, falta de apetite sexual e impotência determinaram a vida amorosa com suas outras namoradas.

Aos 20 anos, ao viver seu primeiro amor, sua namorada Heike lhe mostrou onde estava sua ferida e o que ele não havia perdoado, ou seja, a traição. Heike o traiu e, com isso, serviu seu dogma de acordo com a quinta lei espiritual.

Ele ficava arrasado, mas sempre acabava voltando para ela. Isso se repetiu várias vezes. Pensava constantemente na morte e no sentido da vida. Com outras namoradas era impotente; só com Heike isso não acontecia, pois, através dela, o conflito se resolvia.

Julgamento DHS:

Você, Heike, me trai.

Julgamento — culpa

Depois que sua namorada Heike desempenhou várias vezes o papel da traidora, Robert também a traiu uma vez.

Solução do conflito:

Robert fez o seguinte exercício de perdão:

Saí com Andrea porque: o que você pode fazer, também posso três vezes melhor...

Heike, eu a perdoo por você ter me traído, pois achou que podia fazer três vezes melhor o que seu ex-namorado pode (Robert sabia que o ex-namorado dela a traíra e que seu pai deixara sua mãe por causa de uma amante)...

Mãe, eu a perdoo por ter tido um relacionamento extraconjugal, pois você achou que podia fazer três vezes melhor o que seu marido podia...

Robert conseguiu reconhecer que Heike não o tinha traído para magoá-lo, e sim porque não tinha perdoado a traição de seu ex-namorado e de seu pai. Por causa de seus julgamentos em relação a eles, Heike tinha uma compulsão inconsciente a fazer o mesmo. A mãe também não quis magoar Robert, mas agiu compulsivamente a partir de seu julgamento. Além disso, Robert conseguiu reconhecer quão rápido alguém começa a trair o parceiro e que a traição ocorre porque se tem a mesma ferida.

Robert entendeu as leis espirituais. Ao se dar conta de que sua mãe possivelmente tinha uma ferida, indagou-a. Para sua surpresa, descobriu que seu pai, já no início do casamento, havia traído a esposa. Então Robert também conseguiu sentir compaixão por sua mãe. Conseguiu perdoar Heike, seu primeiro amor, e sua mãe.

Fase de cura:

Após a primeira sessão, a impotência de Robert já havia melhorado 50 por cento.

Para recuperá-la por completo, ele certamente terá de resolver outros conflitos, sobretudo se vier a encontrar a ex-namorada.

Em Robert ficou muito claro que, já aos 8 anos, o indivíduo consegue tornar a própria vida bem difícil. Além de tudo o que foi dito, chama a atenção o fato de que Robert desenvolveu um ódio enorme pela mãe e por seu ex-amante.

Segundo Mc (7, 15-19) e Mt (15, 1-9) — ver as citações na descrição da terceira lei espiritual —, é possível reconhecer o que realmente fez o menino adoecer. Foram seu julgamento e o ódio que nele se podia reconhecer e que dele emanava. Robert prendera-se a algo irrealizável, a saber, o fato de que sua mãe teria de se comportar como ele imaginava. E se ela não o fizesse, ele a odiaria.

"Ouvistes o que foi dito: Amarás o teu próximo e odiarás o teu inimigo. Eu, porém, vos digo: amai os vossos inimigos e orai pelos que vos perseguem; para que vos torneis filhos do vosso Pai celeste, porque ele faz nascer o seu sol sobre maus e bons e vir chuvas sobre justos e injustos. Porque, se amardes os que vos amam, que recompensa tendes? Não fazem os publicanos também o mesmo? E, se saudardes somente os vossos irmãos, que fazeis de mais? Não fazem os gentios também o mesmo? Portanto, sede vós perfeitos como perfeito é o vosso Pai celeste."

Mateus (5, 43-48)

A duração e a intensidade das emoções em relação à mãe e a seu amante também desempenharam um papel, pois conduziram a complicações ulteriores. Surgiu o dogma de que todas as mulheres traem.

No Novo Testamento, lê-se: "Seja feito segundo a tua fé". E Heike, primeira namorada de Robert, serviu prontamente o dogma. Depois que Robert resolveu suas emoções e seus dogmas, conseguiu ver que as mulheres também podem ser fiéis.

"Se teu irmão pecar contra ti, repreende-o; se ele se arrepender, perdoa-lhe. Se, sete vezes no dia, pecar contra ti e, sete vezes, vier ter contigo, dizendo: estou arrependido, perdoa-lhe."

Lucas (17, 3-4)

"Porque, se perdoardes aos homens as suas ofensas, também vosso Pai celeste vos perdoará; se, porém, não perdoardes aos homens as suas ofensas, tampouco vosso Pai vos perdoará as vossas ofensas."

Mateus (6, 14-15)

Traduzindo, isso significa que, se Robert perdoar a mãe e o amante dela, seus sintomas vão desaparecer. Não foi Deus quem estabeleceu os sintomas, mas o próprio Robert.

Nesse meio-tempo, Robert perdoou todos e sente-se bem melhor. Está mais ativo e feliz do que antes. Infelizmente, ainda está preso ao seu problema e à sua existência como vítima, o perdão ainda não foi completo, e como terapeuta tive de reconhecer que ele ainda não compreendeu realmente as leis espirituais. A nova namorada o deixou; por isso, ele recaiu em seu antigo padrão de condenação e voltou a piorar.

★★★★★

Capítulo 8

NOSSO COMPORTAMENTO E SUAS CONSEQUÊNCIAS

Graças aos inúmeros exemplos, agora você pode lidar com as leis e entender as reflexões gerais que vêm em seguida. Trata-se de indicações sobre o comportamento e os efeitos colaterais dos nossos pensamentos, das nossas ações e dos nossos sentimentos.

Como podemos nos comportar

Quando não sobrecarregamos negativamente com nossos pensamentos, tudo o que nos influencia a partir de fora, todo alimento de que precisamos para o nosso corpo, bem como toda influência espiritual e psíquica que recebemos das pessoas e do ambiente, não ficamos doentes. Excluem-se, nesse caso, as substâncias tóxicas. O que nos faz adoecer são principalmente as condenações, a negatividade dos nossos pensamentos e das nossas ações, bem como a falta de compaixão. Estamos sempre condenando modos de comportamento, levando-os para o lado pessoal, sem imparcialidade, isto é, sem avaliá-los. Quando um agressor nos fere física, psíquica ou espiritualmente e nos deixamos induzir por nossos próprios sentimentos, condenando-o por isso, nossa condenação nos faz adoecer ainda mais. Os sentimentos podem ser, por exemplo: ódio, rancor, raiva, aborrecimento, tristeza, decepção, desamparo e coisas semelhantes. Também a autoacusação permanente ou a consciência pesada atuam destrutivamente sobre a nossa saúde e o nosso bem-estar.

Não é que você não possa ter esses sentimentos. Eles só começam a nos prejudicar quando interferem na nossa disposição para viver. Os sentimentos não devem nos enfraquecer, e sim servir como uma válvula de escape, nos tornar mais fortes e nos inspirar. No entanto, quantas vezes você não se vê por um bom tempo entregue aos seus sentimentos negativos, como um joguete?

Você é capaz de ver com imparcialidade as outras pessoas e suas formas de comportamento, sem avaliá-las? Consegue reconhecer que quer tirar o argueiro do olho do seu semelhante, embora você mesmo tenha uma trave no seu? O agressor não é diferente de nós. Temos de aprender a reconhecer que, no momento, o agressor não pode agir de outra maneira e está preso aos seus padrões. Reconheça qual significado o agressor tem para você.

Temos de aprender a esclarecer nossas relações humanas e a perdoar os nossos agressores e a nós mesmos.

Você acredita que o ser humano tem o divino dentro de si? A cada condenação, você se afasta um pouco da abrangente energia de Deus. Se Deus é tudo, então também está no seu agressor. Se você acha que não é como o agressor, então diz que não é como Deus. Mas se Deus também está em você, com esse julgamento você se separa dessa energia universal e abrangente, dessa força que lhe dá a vida e que mantém tudo coeso.

Se você tiver brigado com o seu vizinho e passar meses cultivando rancor, então exatamente nesse ponto você terá se separado da energia vital. Caso sinta esse fato como um conflito territorial, então seu estômago, seu canal biliar e seu pâncreas sofrerão as consequências.

No Novo Testamento está escrito que Jesus Cristo despertou Lázaro para a vida. Isso significa simbolicamente que Jesus, símbolo do amor incondicional, pode dar a vida. Transposto para nós, significa que vivemos quando vivemos no amor — o mesmo vale para nossas células e nossos órgãos. Não se trata aqui de acreditar na figura de Jesus Cristo, e sim no que ele personifica: o amor incondicional.

No Novo Testamento também está escrito que Jesus Cristo curava os cegos (Mc 8,22), o que simbolicamente significa que ele traz a luz. Quando negamos o amor, falta-nos a luz e ficamos em um mundo de trevas. No porão mais escuro também não encontramos o que procuramos. Como podemos descobrir nossos comportamentos negativos em nosso corpo se não acendermos a luz (o amor)? A relação é inequívoca: quando vivemos no amor, adoecemos menos do que os que não o fazem.

Talvez você se pergunte: como tantas pessoas na Terra podem fazer tantas coisas ruins? Por que não ficam doentes? Acredito que toda pessoa, em algum momento, se arrependa dos seus pecados ou sofra uma mudança de posição, talvez só no momento em que morre e alcança outra dimensão, mas de alguma forma se conscientiza de seu comportamento. Acredito que a lei de causa e efeito não se solucione simplesmente através da morte. Todas as nossas experiências estão armazenadas em nós. Assim como a biologia está armazenada em nós, o mesmo se dá com as vivências, os sentimentos, os pensamentos, os julgamentos, os atos e assim por diante.

Se for mesmo verdade que as experiências estão armazenadas em nós além da morte, temos de nos perguntar: onde essas informações estão armazenadas e o que acontece com elas depois que morremos, isto é, quando abandonamos o nosso corpo físico? Essa questão só pode ser respondida com a ajuda da técnica, pois na tomografia computadorizada do cérebro conseguimos ver apenas os conflitos biológicos de uma pessoa. No entanto, a técnica atual ainda não permite mostrar os desenhos que estão armazenados na alma, independentemente do corpo físico.

Felizmente, hoje a maioria das pessoas está aberta para o fato de que há mais coisas entre o céu e a terra. A antiga sabedoria está voltando. Cerca de 500 anos d.C., a teoria da reencarnação foi excluída da Igreja, e perdemos o conhecimento da nossa alma; no entanto, ele parece estar sendo reavivado.

★★★★★

Os efeitos colaterais dos nossos pensamentos, atos e sentimentos

Muitos atribuem os efeitos colaterais dos medicamentos à indústria farmacêutica, culpando-a de nos envenenar e cultivar doenças. Mas por experiência própria também posso dizer quais são os efeitos colaterais dos nossos atos, pensamentos e sentimentos. Poderia a bula dos nossos atos, pensamentos e sentimentos ter a mesma aparência daquela da indústria farmacêutica, que tanto criticamos?

> "Nada há fora do homem que, entrando nele, o possa contaminar; mas o que sai do homem é o que o contamina."
>
> Marcos (7, 15)

> "Não compreendeis que tudo o que entra pela boca desce para o ventre e, depois, é lançado em lugar escuso? Mas o que sai da boca vem do coração, e é isso que contamina o homem."
>
> (Mateus 15, 17-18)

Bula para atos, pensamentos e sentimentos negativos:

Efeitos colaterais:

Mal-estar	Depressão
Dores de cabeça	Cansaço
Inflamações e dores	Diarreia
Alterações sanguíneas	Derrame
Parkinson	Esclerose múltipla
Doenças de pele	Alzheimer
Câncer	Distúrbios da circulação e do coração até infarto do miocárdio

E muito mais.

Nós, cidadãos "normais", membros do governo, dirigentes da indústria farmacêutica, membros da maçonaria, médicos tradicionais ou alternativos, bem como seguidores da

Nova Medicina, deveríamos parar de bloquear nosso caminho e o dos outros com atos e pensamentos negativos.

★★★★★

Meu caminho para as leis espirituais

Meu caminho para as leis espirituais começou com as cinco leis biológicas naturais e a respectiva "Nova Medicina/ GNM" do doutor Hamer. O caminho do doutor Hamer para as leis biológicas naturais e os acontecimentos posteriores são tão repletos de drama, tragédia e principalmente conflitos, que um escritor de romances, caso tivesse inventado essa história, não teria sido levado a sério.

Pensei muito sobre a história do doutor Hamer e tentei entendê-la no sentido das leis espirituais. Uma coisa ficou clara: a meu ver, as cinco leis biológicas naturais estão corretas, e o doutor Hamer fez uma das mais importantes descobertas científicas da humanidade. No entanto, ele e a sua descoberta são combatidos. As leis espirituais me levam a contemplar essa história também espiritualmente. Pois também está claro que o papel do doutor Hamer não é só o de descobridor, mas também o de agente no campo político. Ele e seus colaboradores diretos acreditam que têm de lutar com os mesmos meios, e é o que fazem. Por mais que se possa entender por que o doutor Hamer age assim, temo, não sem razão, que lutar dessa forma não contribui para o reconhecimento das cinco leis biológicas naturais. Quem compreendeu as leis espirituais saberá por quê. No entanto, o que podemos esperar das pessoas, ou melhor, do ser humano? Em última análise, esse acontecimento me permitiu reconhecer as leis espirituais (e que estão corretas, graças a muitos outros exemplos). Assim, espero que todos demonstrem bom senso e continuem a lutar, mas sempre com compaixão, tal como as leis espirituais esperam de nós, se quisermos continuar tendo saúde.

★★★★★

O que Nelson Mandela poderia ensinar a todos os médicos sobre o perdão

Se há 2000 anos ou se no presente mais recente, sempre temos novas oportunidades de despertar.

Nelson Mandela constitui um maravilhoso exemplo. Por muito tempo combateu o regime do *apartheid*, passou 28 anos na prisão e, por fim, tornou-se presidente da África do Sul. Assim, Nelson Mandela fundou a "Comissão da Verdade e da Reconciliação".

Nelson Rolihlahla Mandela nasceu em 18 de julho de 1918, na aldeia Qunu, perto de Umtata, Transkei. O nome "Rolihlahla" significa "perturbador da paz". Soa quase irônico quando consideramos que ele criou na África do Sul uma transição do *apartheid* para um estado democrático. Nos anos 1930 foram promulgadas leis de separação racial, e os negros perderam seus direitos. Aos 22 anos, Nelson Mandela já trabalhava em Joanesburgo, como vigia em uma mina. Os lugares abandonados e áridos, os homens negros exauridos, a pobreza e a exploração impiedosa despertaram a indignação de Mandela, que em 1944 fundou com colegas a ANC Youth League como reação à injustiça e às leis intoleráveis.

Tornou-se presidente dessa associação e, ao terminar os estudos, fundou em 1952 o primeiro escritório de advogados negros. Foi convocado para organizar greves, protestos e manifestações. Nesse período, constatou que a política governamental do isolamento, chamada de Bantustão, era uma fraude política. Previu que isso levaria a perseguições, terror político e deportações.

No final de 1950, foi um dos réus no famoso processo de traição do governo sul-africano contra a ANC. Depois do massacre de Sharpville, em 1960, a ANC foi banida como partido político e Mandela ficou preso até 1961. Ao ser libertado, dirigiu secretamente uma campanha para uma nova ordem política: Umkhonto we Sizwe (MK) foi fundado no mesmo ano como ramo militar da ANC. Sob a direção de Mandela, esse ramo praticava atentados contra os objetivos do governo e da economia.

Em 1962, Mandela deixou o país e se formou como militar em Angola. De lá dirigiu a formação de outros membros do MK. Ao voltar para a África do Sul, foi preso na fronteira por "perturbação da ordem pública". Ele mesmo fez sua defesa, mas foi condenado a cinco anos de prisão. Durante esses cinco anos, também foi acusado no processo Rivonia. Sua defesa terminou com as célebres palavras: "Sempre valorizei o ideal da sociedade democrática e livre, em que todas as pessoas vivem juntas em harmonia. É um ideal pelo qual vivo, e espero poder alcançá-lo um dia. E, caso necessário, é um ideal pelo qual estou disposto a morrer".

Mandela foi considerado culpado e condenado à prisão perpétua na ilha Robben, considerada uma das penitenciárias mais severas do país. Como negro, sofreu ainda mais.

A mudança para melhor começou quando Mandela foi transferido com três outros presos políticos para a prisão de Pollsmor, onde pela primeira vez pôde receber visitas no mesmo aposento, sem ter de ficar, como antes, atrás de uma divisória de vidro. Ali viu pela primeira vez toda a sua família reunida.

Em 1990, no discurso de abertura do parlamento, De Klerk, então presidente do país, disse que todos os presos políticos seriam libertados. Também declarou que a ANC e outras 32 organizações políticas seriam "anistiadas". Em 11 de fevereiro de 1990, Nelson Mandela foi solto. Nos anos seguintes, houve intensas negociações entre representantes de todos os grupos da população sobre o futuro da África do Sul. Sob difíceis circunstâncias, foi firmado um compromisso sobre uma constituição transitória, que por tempo limitado estabelecia a participação de todas as raças no governo. Pela coragem de trilhar novos caminhos, De Klerk e Mandela receberam em 1993 o Prêmio Nobel da Paz.

Em abril de 1994, aconteceram as primeiras eleições democráticas de que todos os sul-africanos puderam participar. Em 10 de maio de 1994, Nelson Mandela tornou-se presidente da República Sul-Africana. Fundou-se o Governo da União Nacional (Government of National Unity), que deveria diminuir as diferenças entre a riqueza e a pobreza e igualar as condições de vida dos sul-africanos brancos e negros. As favelas seriam substituídas por novas casas e seriam criados serviços de saúde e amplas possibilidades de formação para os mais pobres.

Além disso, Mandela planejava uma reconciliação nacional. Considerava importante esclarecer para os brancos que eles não sofreriam absolutamente sob o novo governo. Os sul-africanos brancos também teriam de reconhecer seus erros do passado, de modo que pudesse haver compreensão e perdão. Foi bem-sucedido ao tentar tranquilizar os brancos: por exemplo, planejou almoços de reconciliação, para os quais convidou as mulheres e viúvas dos ex-dirigentes do *apartheid* e dos ativistas negros, bem como alguns dos seus antigos oponentes. Esperava que, dessa forma, ambos os lados pudessem se entender melhor. Também convidou Percy Yutar, acusador no processo Rivonia. Depois de condenar o grupo dos ativistas da ANC e Nelson Mandela à prisão perpétua, esse juiz dissera que estava decepcionado porque eles não seriam enforcados. Não apenas ficou espantado por ter sido convidado a almoçar com o presidente, mas também com o fato de Mandela não odiá-lo.

A segunda parte da estratégia de reconciliação de Mandela continha a criação da Comissão da Verdade e da Reconciliação (Truth and Reconcilation Commission — TRC), que foi fundada em 15 de abril de 1996. A TRC pôde convocar testemunhas e ouvi-las sobre as atividades de pessoas isoladas durante o regime do *apartheid*. O objetivo era trazer a público a verdade sobre as desumanidades e injustiças cometidas, confessar a violência contra os semelhantes e pedir anistia.

Quem confessasse publicamente suas ações geralmente era perdoado. Mandela fazia com que agressor e vítima se sentassem frente a frente na comissão. O agressor podia reconhecer suas ações, e a vítima, dar o perdão. Era a cura para ambos. O agressor podia se livrar da culpa, e a vítima, se libertar das suas emoções de ódio e tristeza, o que certamente contribuía para a convalescença.

Muitos dos agressores que haviam assassinado inúmeras pessoas também puderam ser perdoados. Além da dor da perda, as pessoas que os perdoaram sentiram compaixão por suas almas perdidas. Na África do Sul desaprovou-se a divisão entre vencedores e derrotados a fim de não colocar mais empecilhos no caminho da confraternização.

Também houve ações de protesto, em que se exigia o castigo dos malfeitores brancos. Mas o presidente Mandela alertou o povo sul-africano para se afastar do passado e não cometer o mesmo erro de antes. Os culpados não foram levados a um tribunal, como no processo de Nuremberg, mas estimulados a esclarecer seu comportamento e seus motivos. Ao se mostrarem arrependidos, muitos foram anistiados. Naturalmente não foi fácil para as vítimas perdoar os assassinos e os membros da sua família, e muitos não o fizeram até hoje. Também não é fácil aceitar a misericórdia ao se compreender o que se fez durante anos a fio. Esse é o verdadeiro arrependimento pelas ações e a capacidade de perdoar a si mesmo.

"Perdoar sem esquecer" era o lema da TRC, que dava aos agressores a oportunidade de reparar seus crimes, oferecendo-lhes a oportunidade de ajudar na reconstrução da nova África do Sul. Desse modo, não se atribuiria a culpa eterna à raça branca. O foco já não estaria nos agressores e em suas ações, e sim nas vítimas e em sua recuperação. O objetivo era criar uma sociedade sem violações aos direitos humanos. Para Nelson Mandela, estava claro que a violência e o ódio não podem ser combatidos com violência e ódio. É necessário uma grande força e crença no bem para poder perdoar um inimigo de anos, que assassinou, abusou, violentou, humilhou e oprimiu.

Somente com essa grandeza e visão ampla seria possível ter um país reconciliado, ao qual todo habitante se orgulharia de pertencer. É extraordinário que na história um governo tenha lutado para que houvesse perdão e reconciliação entre agressores e vítimas; com certeza, graças à TRC, foi evitada uma guerra civil. Essa comissão trouxe à luz atos impressionantes e marcados pelo desprezo ao ser humano. Mas justamente graças a esse tipo de perdão cara a cara foi possível reconhecer a grandeza das vítimas. Nelson Mandela e os sul-africanos são um exemplo maravilhoso de que isso também pode ser possível na luta pela medicina.

Nelson Mandela é um homem muito sábio, pois entendeu a mensagem de que a lei do "olho por olho" foi há muito superada, uma vez que só gera mais karma. Assim, entra novamente em vigor a lei de causa e efeito, que tira a liberdade dos homens. O Novo Testamento fala a respeito: "Não julgueis para não serdes julgados".

A humanidade continuará se enredando no karma se não parar de julgar e querer represália. Acabará por se autodestruir. Somente com o perdão e a reconciliação é possível alcançar a verdadeira cura e um futuro melhor.

Naturalmente, para isso precisamos de um "De Klerk" e de uma "Comissão da Verdade e da Reconciliação" em nosso governo ou em nosso sistema de saúde.

A citação de Mahatma Gandhi "Olho por olho — e o mundo inteiro ficará cego" também nos mostrou para onde leva o velho caminho da represália. A humanidade já está tão cega que não reconhece mais o que a faz adoecer.

Não precisamos de nenhum tribunal. Faz mais sentido esclarecer os relacionamentos entre agressores e vítimas, para que o "câncer" na sociedade cesse. Devemos aprender que os nossos relacionamentos não podem ser solucionados com o princípio do "olho por olho", mas sim com amor e compaixão. E isso de ambos os lados.

Tal como o indivíduo em seu conflito individual, de maneira geral também deveríamos considerar a sentença "perdoar sem esquecer". Deveríamos aprender a dar uma chance para os agressores esclarecerem seus motivos e suas circunstâncias, para que saibamos o que lhes perdoamos. E deveríamos dar aos agressores a possibilidade de consertarem as coisas, trabalhando todos juntos para um futuro melhor no sistema de saúde. Os agressores deveriam poder assumir a responsabilidade pelas suas ações. Ou como gostariam de ser tratados pelas ações de que hoje se arrependem? Não ficariam contentes com uma segunda chance?

Em um tribunal relativo à saúde pública, sempre manteríamos o foco no agressor, e não na vítima. Não podemos esquecer que se trata de "se curar", e não de acusar. Quando colocamos a acusação em primeiro plano, criamos sempre novos problemas. Quase todos que até agora entraram em contato com o tema "medicina tradicional — GNM" acabaram se envolvendo em um julgamento. Deram o veredito sobre os opressores do conhecimento e a medicina tradicional ou sobre o doutor Hamer e a Nova Medicina Alemã (GNM), deixando-se levar para ações que não têm muito a ver com compaixão. Infelizmente, essas ações e os julgamentos causam novos problemas.

Quanto mais nos aborrecermos com os julgamentos e as ações dos representantes da medicina tradicional ou da GNM, tanto mais seremos afetados por modos de comportamento semelhantes na nossa vida. E nem sequer percebemos isso!

Também deveríamos direcionar o foco para os agressores, a fim de pesquisarmos seus motivos e suas circunstâncias. É a partir disso que aprendemos. Passei por isso e sei que não nos tornamos simplesmente agressores sem antes termos sido vítimas — e vice-versa. Isso significa que também o agressor tem uma ferida. Enquanto ninguém colocar em prática a mensagem de Jesus, Gandhi ou Mandela, não poderá esperar modificações. Mas se você entendeu as leis espirituais, então também saberá que sua compaixão, seu perdão e suas desculpas ajudam a mudar o mundo.

★★★★★

Informações sobre Nelson Mandela extraídas de www.exil-club.de/html/30_projekte/32_projekte_02/biografien/mandela, de 17.10.2007.

Capítulo 9

EXEMPLO DO PROF. DR. HANS--ULRICH NIEMITZ — PROBLEMAS CARDÍACOS, DORES NOS OSSOS E LINFOMA, BEM COMO UM PEDIDO PÚBLICO DE DESCULPAS

No Prefácio, anunciei que contaria como o conhecimento das leis espirituais mudou a minha vida. Para que você entenda como isso aconteceu, preciso começar a minha história no ano 2000. Na ocasião, eu já era professor do Instituto Superior de Qualificação Profissional havia cinco anos, em Leipzig. De modo geral, gosto de resolver grandes mistérios da humanidade. Não resolvo mistérios mais simples. O câncer é um desses mistérios da humanidade, que eu achava não ter solução. Outro grande mistério que me afligia era o da ética de entender corretamente.

Em 2000, encontrei no mercado de pulgas o livro *Krebs — Krankheit der Seele* [Câncer — Doença da Alma], do doutor Hamer, e o comprei por quatro marcos. Conhecia o doutor Hamer devido ao caso "Olivia", que, na ocasião, acompanhei apenas superficialmente, porque precisava cuidar da minha vida profissional em Leipzig. Por certo, avaliei-o como um dos habituais curadores de câncer. Mas quando folheei o livro — ainda no mercado de pulgas —, tive certeza: "Este descobriu!" Assim, comecei a estudar a Nova Medicina, e (só!) depois de um ano descobri que havia páginas na internet sobre o assunto e grupos de interessados em várias cidades. Eu ficava irritado com a rejeição dos médicos acadêmicos e a avaliava do ponto de vista ético. Esse caso é um exemplo paradigmático de como um conhecimento científico revolucionário é reprimido e de como essa repressão traz dor e sofrimento para milhões de pessoas.

Em 2003, fui até o doutor Hamer na Espanha — eu tinha de conhecer esse homem pessoalmente. Discutimos os acontecimentos ao seu redor e a Nova Medicina sob os aspectos teórico-científicos e histórico-científicos. Ainda em 2003, escrevi um parecer "profissional" e, portanto, científico sobre a Nova Medicina, que foi publicado em 18 de agosto de 2003. Na declaração que se seguiu, feita pela Universidade de Tübingen (Keuth, 15 de setembro de 2003, e Rassner, 30 de outubro de 2003; 17 de novembro de 2003 para o conselho administrativo de Sigmaringen; 19 de dezembro de 2003 ao doutor Hamer, logo depois que tomei conhecimento), reagi com uma "declaração sobre a declaração" (18 de março de 2004), e em 2006 fiz um discurso severo, que também atacava os éticos da medicina de Tübingen em uma manifestação da Nova Medicina na mesma cidade (13 de maio de 2006).

Quando conheci Marion Kohn num seminário sobre a Nova Medicina, em 2004, ela me explicou as leis espirituais.

Estava bastante preocupada com os efeitos do parecer e da declaração sobre a declaração, bem como com o efeito que futuras ações impensadas, como a do meu discurso em Tübingen, pudessem ter sobre mim. Na ocasião, eu ainda não entendia bem as leis espirituais e a relação com as minhas ações, mas guardei tudo na memória. Pois, para mim, estava claro que deveriam ter fundamento.

Três anos depois, tive um choque de conflito biológico. Para Marion Kohn não era algo inesperado, mas para mim, sim. De resto, tive uma mudança de direção (RW) bem reconhecível, que acontecera no ano anterior ao choque de conflito. No meu grupo de estudos sobre a Nova Medicina em Leipzig (que anteriormente também fora um grupo de amigos), de maneira não totalmente pública, por assim dizer, chamei os médicos de criminosos. Ao fazer isso, olhei para uma médica que participava da reunião. Mas como ela estava sentada ali, ouvindo, aquilo que eu havia dito podia não estar certo — e, de modo geral, ficou claro para mim que esse tipo de ofensa não leva a nada. Foi difícil não ofender mais ninguém. E quando me aconteceu de novo, fiquei envergonhado. Já não queria ser assim nem agir assim.

Em uma das instituições onde eu lecionava, conheci um estudante muito simpático e inteligente. Logo nos tornamos amigos, e todas as nossas maravilhosas discussões aconteciam entre nós como parceiros de igual valor. Ele ficou conhecendo minhas opiniões em parte nada convencionais e, muitas vezes, refreava meu jeito impetuoso e impensado de opinar, o que me fazia muito bem. Mas então, de repente, entrou na minha área de especialidade, portanto, no meu "território". Trabalhou profundamente um aspecto com o qual eu não tinha lidado e rebateu com tanta veemência minhas conclusões gerais que eu (ou o "ser biológico" em mim) fiquei com medo de passar vergonha e já não ser considerado um dos maiores nessa área de especialização. Isso ficou muito claro para mim durante uma palestra sua (DHS: perda de território e autodepreciação). E fiquei com medo de ver nossa amizade rompida, pois em nossas discussões perdíamos cada vez mais a compaixão um pelo outro — argumentar dessa maneira foi, entre outras coisas, algo que ele aprendera comigo...

No início, obviamente eu não sabia que tinha dois grandes temas de conflito para elaborar. Primeiro, o que dizia respeito ao coração (território, exigência excessiva [miocárdio] e ataque cardíaco [pericárdio]); em segundo lugar, o que dizia respeito ao sistema linfático e ósseo (autodepreciação).

Eis o todo formalizado em um esquema:

Dados pessoais: sexo masculino, nascido em 1946, canhoto

Sintomas/ Área de conflito 1: angina, pensamentos compulsivos, distúrbios do sono, posteriormente infarto do miocárdio (A área de conflito 2 é a autodepreciação.)

Órgãos: artérias coronárias, mas em grande parte protegidas organicamente por uma constelação (primeiro conflito pendente [foco de Hamer à esquerda] com as escolas superiores de Leipzig e Tübingen que me perseguiram; "a balança" pesou à direita, na atividade cardíaca de Hamer). Músculo cardíaco (com infarto do miocárdio depois da solução) e pericárdio (na tomografia computadorizada do tórax constatou-se um leve derrame pericárdico unilateral).

Conteúdo do conflito: perda do território, sobrecarga no coração e ataque cardíaco (o todo para mim era uma questão cardíaca, que levei muito a sério).

Vivência do conflito/DHS:

Uma palestra do meu amigo me fez reconhecer que devo estar errado e preciso confessar isso publicamente.

Com a ajuda de Marion Kohn, minha elaboração da área do primeiro conflito conforme as leis espirituais transcorreu da seguinte forma.

O julgamento

Formulei meu julgamento, isto é, minha crítica ao meu amigo. "Você invadiu meu território, me expulsou e se considerou melhor do que eu." Ele foi o meu agressor involuntário. Em relação a esse desentendimento, nem ele teve compaixão por mim nem eu por ele — meu oponente (PVS).

Restava então descobrir em que outra ocasião eu havia me comportado assim, invadindo o território de alguém e (talvez) sendo melhor do que essa pessoa na sua área de atuação.

Desde a época escolar eu era amigo de H., que se formou em medicina. Quis aproximá-la da Nova Medicina, mas ela não gostou do fato de que eu, que não sou médico, quisesse lhe contar algo sobre medicina. Deu-me a impressão de que, como médica acadêmica, ela se mostraria ignorante se não conhecesse o assunto. Não consegui manter a nossa amizade porque, nas nossas conversas, não poupei uma verdadeira amiga de um "tema tabu", um tema sobre o qual não se deve falar. Acho que H. é a personificação da medicina. E foi a medicina como um todo e seus respectivos textos que ataquei com o meu parecer.

Portanto, invadi o território de H. e da medicina, comunicando-lhes que eu (talvez) era melhor do que eles em sua área de especialidade.

Solução do conflito:

Mentalmente, pedi desculpas a H. e também a todos os médicos acadêmicos por ter invadido, sem compaixão, sua especialidade ou seu território e lhes expliquei que, sob determinado ponto de vista, eu conhecia mais conteúdos do que eles em sua área, a medicina.

Assim, pude perdoar meu aluno e amigo por ele ter invadido minha especialidade ou meu território, demonstrando que sabia mais conteúdos do que eu. Terminei a amizade com ele em uma longa conversa. Eu ainda precisava percorrer o dramático caminho da solução biológica; não consegui dominar a situação de outro modo (ah, isso doeu muito). Mas, em geral, a compaixão e o amor foram restabelecidos. Eu já não precisava olhá-lo como inimigo. Com o término da amizade, o conflito foi solucionado biologicamente, o que me conduziu, como já descrito, a uma solução biológica, que foi bastante intensa, pois o conflito havia durado cerca de sete meses.

Graças às leis espirituais, reconheci que nem sempre faz sentido solucionar o conflito da maneira biológica "clássica". Se eu tivesse tentado fazer isso, eu teria tido de lutar pelo meu território sem compaixão por meu semelhante e mostrar cientificamente que estava com a razão. Por esse caminho — escolhido no momento certo —, eu teria dado um conflito a meu aluno, o que teria levado adiante o jogo de causa e efeito. Contudo, provavelmente lhe daria uma DHS, só que uma diferente e como agressor involuntário. Como indicado: não pude fazer diferente. A coisa mais importante era que eu pudesse reconhecer que não havia demonstrado compaixão por H. nem pelos médicos.

No que se refere ao conflito com o aluno, desapeguei-me do meu antigo domínio (o território). "Bati em retirada." Assim, restaram-me, por um lado, a Nova Medicina/GNM segundo o doutor Hamer e, por outro, a ética como meu campo de afirmação e pesquisa profissional (além disso, a história da técnica, por assim dizer, profissional). Na compreensão da ética, eu já havia percorrido longos caminhos (como poderia ser diferente?), o que foi tranquilo se comparado ao relacionamento com aqueles que não compartilhavam da minha opinião a respeito (exceto nas discussões sobre ética com os estudantes e, naturalmente, no meu discurso em Tübingen).

Minha compreensão da ética, ou melhor, "minha ética", poderia responder a todas as questões sobre o assunto, que até então os outros éticos e filósofos não conseguiram responder. (Provavelmente o leitor irá "condenar" esta última frase por ser muito arrogante e, sobretudo, "condenadora". Porém, com ela não estou condenando, apenas dizendo que toda pessoa que compartilhar as premissas da minha compreensão da ética chegará ao mesmo resultado ou aos mesmos resultados. Essas premissas — não apresentadas aqui — são esclarecedoras e chegam a constituir os princípios básicos da nossa convivência social. Portanto, quando escrevo "não ético", não significa que estou condenando como "imoral", mas apenas que "as citadas premissas foram infringidas".) Pude mostrar que a energia atômica e o transplante de órgãos não são éticos. Estimulado pelos trabalhos práticos em relação à economia da internet, também havia presumido que o Banco Central e o dinheiro por ele emitido não são éticos. Porém, não consegui provar isso durante longos anos. E então, no verão de 2008 e depois do meu ritual do perdão, encontrei a prova.

Resumindo: o sistema bancário atual em duas etapas, com o Banco Central e os bancos comerciais trabalhando juntos, é um cartel que ninguém reconhece como tal e, portanto, como algo não ético e ilegal. Não reconhecemos isso porque está assegurado por lei. No entanto, essas leis não são éticas. Não é de admirar que, com esse dinheiro não ético e as respectivas instituições, justamente o Banco Central e os bancos comerciais passem por crises financeiras. (Não sou o primeiro a chamar isso de cartel, mas posso fundamentar eticamente minha argumentação, bem como a proposta de reforma. Isso tem uma nova qualidade e traz segurança política porque tem segurança ética. Como não é moralizado, tampouco é condenado.)

Esse reconhecimento me comoveu profundamente e foi um presente para mim e para o ser biológico em mim. Pude descobrir algo fundamental e controverso na atualidade. Entendo que isso só pôde ser consequência da minha mudança de comportamento. Pois, com esse novo conhecimento, que, além da ciência e da ética, é um conhecimento político (o sistema de emissão de dinheiro precisa ser totalmente diferente, ou seja, reformulado do ponto de vista ético), deve-se ter muito cuidado no sentido do amor incondicional. Se for para ser político — analogamente ao doutor Hamer em relação à sua descoberta —, então tenho, em primeiro lugar, de entender os construtores do cartel (ter compaixão) e, em segundo, de perdoá-los. Mas então também se trata de divulgar as minhas ideias e encontrar aliados para que a missão financeira se torne ética, já não haja crises financeiras e "o mundo se torne melhor" de maneira geral.

Portanto meu comportamento mudou essencialmente. Hoje, cada vez mais, dirijo-me às pessoas com amor, respeito, compaixão e compreensão — sobretudo quando a opinião delas é diferente da minha.

Fase de cura:

Minha angina desapareceu, minhas mãos se aqueceram e voltei a dormir a noite inteira. O conflito de ataque contra o coração tornou-se irrelevante, o que ocasionou um pequeno derrame pericárdico unilateral, que nem cheguei a perceber. Mas o conflito solucionado da exigência excessiva levou a um nítido infarto do miocárdio. Após o exame do miocárdio, pude ver em uma tomografia computadorizada do cérebro que todos os conflitos do coração estavam se solucionando. Então, pude deixar meu coração se curar em paz até o fim.

Antes do exame do miocárdio, fiz eletrocardiogramas e análises sanguíneas. Meu médico prescreveu infusões de albumina, vitamina B12, ferro e ácido fólico. Além disso, fiz reflexologia podal e terapia de desintoxicação. Como já foi dito, depois de alguns meses, os problemas cardíacos desapareceram e voltei a me sentir em forma.

O acontecimento que levou à autodepreciação

No verão de 2008, pouco depois do encerramento do meu problema cardíaco — ou pouco antes disso —, entrei em outra fase de cura. Meu conflito de autodepreciação se solucionou, como sei agora por causa da minha "descoberta ética" sobre o dinheiro.

Na fase de conflito ativo, o programa biológico especial no caso de autodepreciação contém uma redução de substância óssea e, em casos menos graves, também das glândulas linfáticas, dos músculos e tendões (no meu caso foram atingidos os ossos e o sistema linfático). Depois da solução do problema, recupera-se o que foi reduzido e até em excesso, isto é, os ossos e as glândulas linfáticas ficam mais fortes do que antes e prontos para o próximo conflito. Essa reconstrução é interpretada como câncer pelos médicos, porque se pode detectar crescimento de células. E esse crescimento, como não é entendido, acaba sendo interpretado como maligno. Não se entende que esse crescimento é orientado para um objetivo. Durante a fase de cura, podem surgir situações perigosas. Se a fase de conflito ativo foi demasiado longa, algumas vezes acontecem problemas na construção e na alteração, que podem assustar a pessoa afetada — especialmente nos exames, em que "tudo" está inchado ao máximo. Isso também aconteceu comigo.

O que houve exatamente? Fiquei com dores nos ossos das costelas, quadris e coluna. As tomografias e radiografias permitiram que os radiologistas e os outros médicos vissem muitas metástases nos ossos. Eles me aconselharam a procurar o tumor primário, que, naturalmente, não existia.

Nessa época, eu tinha surtos de febre. Cerca de seis meses depois do início das dores nos ossos, tive uma sensação de entorpecimento na pele em geral e, de repente, abaixo da caixa torácica até as pernas, com consequente paralisia. Levaram-me depressa ao pronto-socorro de um hospital das redondezas, onde fui operado de uma vértebra torácica, que apresentava um estreitamento na coluna. Os tecidos retirados durante a operação foram examinados, e o diagnóstico indicou "linfoma não Hodgkin de célula B", isto é, câncer nas glândulas e "células linfáticas", que afeta os ossos. Decidido, recusei a quimioterapia que me fora oferecida, mas permaneci ligado a meus médicos com todo amor. Entendia e partilhava sua preocupação por mim, mas algumas coisas eu sabia melhor e tinha de ficar firme nas minhas decisões.

As discussões com os médicos me abalavam muito, principalmente o ser biológico em mim. Tentei explicar-lhes que aquele acontecimento no meu corpo tinha um sentido e que a quimioterapia seria contraproducente. Eles também não puderam me mostrar nenhum estudo científico que comprovasse que a quimioterapia seria benéfica. Já eu tinha alguns que comprovavam que ela não me ajudaria (trabalhos de Ulrich Abel, médico e matemático). Eu disse que estaria disposto a ser a primeira cobaia de um estudo que não utilizasse quimioterapia. Só precisaríamos de mais vinte ou quarenta pessoas que também não fizessem quimioterapia para podermos estabelecer as comparações — e já teríamos um estudo maravilhoso. Mas eles não quiseram fazer isso. Expliquei-lhes que meus cálculos mostrariam que no máximo em julho meu programa biológico especial terminaria. Então, eu estaria curado do linfoma não Hodgkin de célula B e os visitaria. Sua resposta foi direta: "Em julho? Você já vai estar morto". Isso foi no dia 31 de março de 2009. Meu intelecto sabia que não seria assim, mas o pequeno ser biológico em mim ficou literalmente morrendo de medo.

Assim aconteceu de eu ter um conflito de susto e medo, que afetou a voz —, mas só foi percebido no início da fase de solução. Em 3 de julho de 2009 — portanto, julho havia chegado e eu ainda estava vivo —, esse conflito se desencadeou, e minha voz ficou rouca a partir da 0 hora de 3 de julho. Sei a hora exata porque estava à espera de uma visita tardia, que chegou à meia-noite. Quando a cumprimentei, estava rouco. Minutos antes, em um telefonema, minha voz estava normal. Como nesse programa só ficamos roucos até a crise de cura — assim me contou um especialista da Nova Medicina —, eu sabia que minha rouquidão passaria em 22 de agosto de 2009, e foi isso que aconteceu.

Dessa maneira, fui sem fazer quimioterapia do hospital para a clínica de reabilitação, onde receberia ajuda para aumentar consideravelmente minha força física. Agora já estou em casa, melhorando cada vez mais, ainda que de maneira lenta, das consequências da cirurgia (problemas de coordenação nos movimentos). As dores nos ossos desapareceram por completo — exatamente um ano (!) depois de resolvido o conflito de autodepreciação, o que significa que a fase de cura do SBS estava terminada nesse momento. A fase de cura demorou porque levei um ano desde o desencadeamento do conflito (DHS) até sua solução (minha descoberta sobre o dinheiro e a ética). Agora só faço um treino de força para superar o desequilíbrio dos músculos e as fraquezas. Meus exames de sangue voltaram ao normal.

Como já foi mencionado, os conflitos com meu amigo foram biologicamente solucionados — e isso com todos os seus sintomas de cura. Quando me aprofundei no perdão, meu amigo fez o mesmo. Em uma rápida conversa ao telefone, anunciou que ia se mudar para outra cidade. Já não poderia haver nenhum encontro pessoal, e o perigo de novos ataques diretos foi eliminado — diferentemente de um encontro ocasional em outubro de 2008, quando eu ainda não estava tão adiantado em meu trabalho de perdão como nesse momento. Mas reconheci o que me faltava para uma cura total. O ser biológico em mim pensava, por certo, que ele tinha de desaparecer, o que acabou acontecendo. Então, tive novos sintomas de cura. Não foi uma solução no sentido das cinco leis espirituais porque nosso relacionamento não foi realmente resolvido. Nesse ponto, ainda não alcancei o objetivo. Portanto, segundo afirmam as leis espirituais, tenho de entender que os representantes da medicina acadêmica e os pesquisadores em ética da medicina, na Universidade de Tübingen, aos quais dirigi meu parecer, queriam banir totalmente meu parecer. Embora "hesitante", desejei que pudéssemos conversar sobre medicina e ética em uma nova base. Até chegar lá, terei terminado minha fase de cura para que a minha autoestima aumente e eu esteja preparado. E desejo isso com sinceridade também a todos os médicos acadêmicos e a todos os defensores dessa medicina.

Sobre as leis espirituais

Depois que entendi as leis espirituais, muita coisa mudou para mim. Reconheci o que havia feito, sobretudo quanto ao meu parecer, ao posicionamento sobre a opinião e ao meu discurso em Tübingen; portanto, de modo geral, quanto às minhas afirmações e ao respectivo estado de espírito dos médicos e pesquisadores em ética da medicina. Reconheci que é errado e perigoso julgar e, sem compaixão, colocar o agressor ou a vítima em uma situação de conflito. Contudo, é imperativo entender claramente a situação! Como agressor, sei que quando coloco uma pessoa em uma situação de conflito e depois não sinto compaixão por sua situação de vítima, logo eu mesmo serei obrigatoriamente colocado na mesma situação por um choque de conflito apropriado, para sentir a mesma coisa que ela.

Por isso, de maneira oficial e pública, eu gostaria de pedir desculpas a todos os médicos e pesquisadores em ética da medicina que se sentiram ofendidos com as minhas duras palavras, ditas ou escritas sem compaixão. Graças a meu aluno, pude compreender como é perder o próprio território, sofrer autodepreciação e adoecer por causa disso. Tudo isso foi consequência do meu próprio comportamento com H. (minha amiga médica) e com os outros médicos, foi consequência do meu parecer, do posicionamento sobre a opinião e o meu discurso em Tübingen. Contudo, defendo uma mudança fundamental no sistema de saúde e que os conhecimentos do doutor Hamer representem um papel decisivo nessas mudanças.

Deveríamos ter por nós mesmos e por todas as outras grandes pessoas respeito e amor incondicional, visto que somos seres biológicos e espirituais. É assim que me comporto em relação aos médicos e estou aberto ao diálogo. Vejo, sei e testemunhei o que os "médicos acadêmicos" podem (ou não) fazer, e isso é motivo suficiente para conversarmos. Meu objetivo e minha esperança é que o conflito entre o doutor Hamer e os médicos acadêmicos se resolva com base no reconhecimento, no uso das leis espirituais e no amor incondicional, mesmo em relação ao inimigo aparente. Não é uma tarefa fácil.

Todos nós podemos contribuir para que seja possível uma grande mudança na medicina. Uma mudança sem perdedores, apenas com vencedores.

Prof. dr. Hans-Ulrich Niemitz

★★★★★

Conclusão

Espero ter aproximado você das leis espirituais com minhas explicações e exemplos.

Jesus explica a parábola do semeador

Então, lhes perguntou: "Não entendeis esta parábola e como compreendereis todas as parábolas? O semeador semeia a palavra. São estes os da beira do caminho, onde a palavra é semeada; e, enquanto a ouvem, logo vem Satanás e tira a palavra semeada neles. Semelhantemente, são estes os semeados em solo rochoso, os quais, ouvindo a palavra, logo a recebem com alegria.

Mas eles não têm raiz em si mesmos, sendo, antes de pouca duração; em lhes chegando a angústia ou a perseguição por causa da palavra, logo se escandalizam. Os outros, os semeados entre os espinhos, são os que ouvem a palavra. Mas os cuidados do mundo, a fascinação da riqueza e as demais ambições, concorrendo, sufocam a palavra, ficando ela infrutífera. Os que foram semeados em boa terra são aqueles que ouvem a palavra e a recebem, frutificando a trinta e a cem, por um."

Marcos (4, 13-20)

Você só pode decidir por si mesmo a tratar as pessoas no futuro com respeito e compaixão. Cada um é responsável por si mesmo. Nenhuma das próprias ações se perde. Se condenar os outros e levá-los sem compaixão a uma situação de conflito ou se imbuir de sentimento de culpa, você mesmo estará criando um futuro doentio e doloroso. Cada um é responsável por si mesmo.

Se você se deparar com uma situação de conflito, pense positivamente e aceite o remédio do amor incondicional através da outra pessoa. Esclareça seus relacionamentos. Quando sua postura interna na situação de conflito é negativa e você se sente como se estivesse fervendo de rejeição, acaba desencadeando mudanças infelizes em seu corpo. Mas se aceitar o acontecimento do conflito como um desafio positivo e usar as leis espirituais, estará usando suas energias para liberar hormônios de felicidade. Seu corpo lhe agradecerá com a saúde. Ria mais dos acontecimentos que você mesmo criou e aprenda com eles. Os cantos da boca voltados para cima com certeza lhe darão uma aparência melhor.

Sinto muito se, devido às minhas explicações, você tenha atraído para si algum conflito. Quero de antemão pedir desculpas por isso. Use do seu jeito o que aprendeu neste livro e filtre o essencial para você. Além disso, você pode pensar por que o que foi dito lhe diz respeito e em que nível.

As cinco leis biológicas da natureza deveriam ser ensinadas nas universidades, e tanto elas quanto as leis espirituais deveriam servir como base para pesquisas. Pois, embora a medicina acadêmica já possa evocar uma longa e bem-sucedida história de pesquisas, ela não está bem desenvolvida no que se refere ao entendimento do humano biológico e espiritual.

Em muitos povos, por exemplo nas Filipinas e no Havaí, os rituais do perdão já são algo natural.

Fred Luskin, diretor dos "Forgiveness-Projects" [Projetos do Perdão], leciona na Universidade de Stanford, na Irlanda do Norte. Por que as nossas universidades também não iniciam projetos do perdão? Até lá, você pode começar seu próprio e pequeno projeto do perdão, pois também na Alemanha há muito que perdoar. Ou não? E com as leis espirituais no sentido do "remédio do amor incondicional", já demos até um passo a mais em relação aos pesquisadores da Stanford.

Muitos autores já escreveram sobre o perdão e outros métodos de terapia "espiritual", mas também sobre o câncer "maligno". Isso indica que ainda não conhecem as leis biológicas da natureza.

Com diferentes terapias e com o perdão, podemos levar as pessoas à fase de cura de um conflito biológico. Como sabemos, na fase de cura aparecem sintomas físicos mais ou menos fortes, que também têm sua razão de ser. Desconhecendo as leis biológicas da natureza, você ou o seu terapeuta pode não associar a relação da terapia com os sintomas, por um lado, ou interpretá-los erroneamente e tomar decisões terapêuticas erradas, por outro. Toda solução de conflito — que pode ser desencadeada por um perdão — deveria ser supervisionada clinicamente e, quando possível, de acordo com as cinco leis biológicas da natureza.

Consegui superar o esquema bom-ruim quanto ao aspecto biológico porque aprendi a conhecer as cinco leis biológicas da natureza e vi que elas se confirmam na prática. E estou prestes a superar o esquema bom-ruim quanto às leis espirituais porque, graças ao acompanhamento do impulso de vida, reconheci que meu oponente é meu Espelho e, através dele, atua o amor incondicional; portanto, ele não pode ser ruim.

Produzi a ligação entre o espiritual e o biológico julgando com precisão acontecimentos em que somos colocados na situação de especificar e compreender ainda melhor o espiritual. Pois, com a ajuda das leis biológicas da natureza, reconhecemos que todo processo biológico contém um sentido mais profundo — inclusive nas chamadas ocorrências cancerígenas. Reconheça em que esquema do bom-ruim você ou seu terapeuta se encontra e, com afeto, chamem a atenção um do outro para isso. Todos nós podemos mudar de ideia — e, de vez em quando, termos uma recaída em um ponto ou em outro.

Não afirmo que o caminho através das leis espirituais seja o único para ficarmos saudáveis. Muitos aspectos são importantes, como a nutrição, as influências ambientais, um local saudável para dormir, água de qualidade, entre outras coisas. Principalmente na fase de cura, pode-se exigir demais do corpo, a ponto de ele já não conseguir se regular sozinho. Descubra o seu próprio caminho. As leis espirituais são apenas uma oferta, ninguém o obriga a segui-las. Cada pessoa escolhe o tipo de cura para o qual está momentaneamente disposto, e essa cura corresponde ao seu nível de desenvolvimento.

Há pessoas que precisam de um "remédio pesado" para expulsar o "mal" aparente em si. Outras, por sua vez, são ajudadas pela Nova Medicina Alemã do doutor Hamer para reconhecer o próprio íntimo como significativo e biológico e expulsar o "mal" aparente. E outras ainda usam as cinco leis biológicas da natureza, elaboradas pelo doutor Hamer, para reconhecer seu íntimo como significativo e biológico, e as cinco leis espirituais para reconhecer o lado exterior como significativo e espiritual. O restante das pessoas precisa de algo bem diferente.

Não passe pela vida sem olhar ao redor; olhe para a direita e para a esquerda e, principalmente, para a frente. Aceite os presentes que vêm "de cima".

Agradecimentos

Agradeço...

... a minha querida mãe. Agradeço seu amor com toda a sinceridade. Graças a você, quis saber por que adoecemos de câncer, e espero poder ajudar outras pessoas com isso.

... ao doutor Ryke Geerd Hamer, que tive a oportunidade de conhecer. Graças a ele, pude aprender que a medicina também é uma ciência natural e perdi meu medo do câncer. Tive a sorte de aprender pessoalmente com a sua humanidade, seu calor humano, seu amor e sua amabilidade em várias conversas e terapias. Graças a ele e com ele pude reconhecer meus conflitos biológicos e solucioná-los. Obrigada, doutor Hamer, por ser como é.

... a Gabriele Weck. Obrigada por sempre ter sido e continuar sendo uma amiga e professora maravilhosa e por ter me ensinado a força do perdão e do espelhamento.

... a Hans-Ulrich Niemitz. Obrigada por sua colaboração na revisão do livro, pelas inúmeras conversas e pelos estímulos que me deram a força para escrever este livro.

... a Gisela e Wolfgang Bender por sua maravilhosa ajuda na elaboração deste livro.

... a minha filha Nina, minha família, minhas amigas e meus amigos.

... a meus pacientes e alunos. Sem os primeiros, provavelmente eu não teria encontrado as leis espirituais. Obrigada por terem aprendido a valorizá-las, por tê-las praticado e difundido. Obrigada pela permissão de poder reproduzir suas histórias.

... às pessoas que encontrei na minha vida, que deram um impulso para meu crescimento e ainda vão dar.

Por fim, mas não menos importante, um agradecimento à editora, a seus diretores Manfred e Stefan Huber, à senhora Schüller e à minha revisora Isabelle Wolf. Todos levaram o tema a sério, acreditaram no meu livro e sempre se preocuparam em tornar objetivas as passagens complicadas. Seja como for, com a ajuda das cinco leis espirituais progredimos juntos com o tema do julgamento.

OBRIGADA A TODOS POR EXISTIREM!

Bibliografia

Besser-Siegmund, Cora e Siegmund, Harry: Erfolge bewegen — Coach Limbic. Junfermannverlag, 2005.

Besser-Siegmund, Cora e Siegmund, Harry: EMDR im Coaching. Junfermannverlag, 2005.

Deutsche Bibelgesellschaft: Gute Nachricht erklärt. Verlag Katholisches Bibelwerk, 1990.

Franke, Rainer e Schlieske, Ingrid: Klopfen Sie sich frei. BIO Ritter Verlag, 2005.

Hamer, Ryke Geerd: Vermächtnis einer Neuen Medizin (vol. 1+2). Amici di Dirk Verlag, 1999.

Hamer, Ryke Geerd: Wissenschaftliche Tabelle der Germanischen Neuen Medizin. Amici di Dirk Verlag, 2006.

Hamer, Ryle Geerd: Krebs und alle so genannten Krankheiten. Amici di Dirk Verlag, 2004.

Hamer, Ryke Geerd: Kurzfassung der Neuen Medizin, Die Habilitationsschrift Dr. Hamers. Amici di Dirk Verlag, 2000.

Hamer, Ryke Geerd: Celler Dokumentation. Amici di Dirk Verlag, 1994.

Jampolsky, G. Gerald: Verzeihen ist die größte Heilung. Heyne Verlag, 2005.

Kössner, Christa: Die Spiegelgesetz-Methode. Ennsthaler Verlag, 2003.

Luskin, Fred: Die Kunstzu verzeihen. mvg Verlag, 2003.

Mambretti, Georgio e Seraphin, Jean: Die Medizin auf den Kopf gestellt. Silberschnur Verlag, 2007.

Stolp, Hans: Die erlösende Kraft des Verzeihens. Aquamarin Verlag, 2005.

Tipping, C. Colin: Ich vergebe. J. Kamphausen Verlag, 2006.

Weck, Gabriele: Lebens-Impuls-Begleitung. Edition Sonnenklar Verlag, 2009.

Fontes da internet

www.exilclub.de/html/30_projekte/32_projekte_02/biografien/mandela (de 17.10. 2007)

www.lebensimpulse.de (de 15.1.2009)

www.neue-medizin.de/html/5_naturgesetze.html (de 15.1.2009)

www.wikipedia.org/wiki/Liebe (de 22.3.2009)